Todesfeststellung und Leichenschau für Hausärzte

Burkhard Madea ·
Klaus Weckbecker

Todesfeststellung und Leichenschau für Hausärzte

medizinisch, juristisch, verwaltungstechnisch richtig handeln

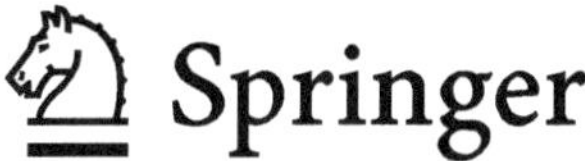

Prof. Dr. Burkhard Madea
Institut für Rechtsmedizin
Universität Bonn
Bonn, Deutschland

Prof. Dr. Klaus Weckbecker
Lehrsthul für Allgemeinmedizin
und Interprofessionelle
Versorgung
Universität Witten/Herdecke
Witten, Deutschland

ISBN 978-3-662-61110-4 ISBN 978-3-662-61111-1 (eBook)
https://doi.org/10.1007/978-3-662-61111-1

Die Deutsche Nationalbibliothek verzeichnet diese Publikation in der Deutschen Nationalbibliografie; detaillierte bibliografische Daten sind im Internet über http://dnb.d-nb.de abrufbar.

Fotonachweis Umschlag: © Photographee.eu/stock.adobe.com, ID: 68780761
Umschlaggestaltung: deblik, Berlin

Planung/Lektorat: Hinrich Kuester
Springer ist ein Imprint der eingetragenen Gesellschaft Springer-Verlag GmbH, DE und ist ein Teil von Springer Nature.
Die Anschrift der Gesellschaft ist: Heidelberger Platz 3, 14197 Berlin, Germany

„Die Feststellung der Todesursache ist eine ernste Aufgabe, die niemals schablonenhaft erledigt werden darf, und bei der stets der Zweck, zu welchem die Feststellung erfolgt, fest im Auge gehalten werden muss. Jeder einzelne Fall ist als ein eigenes Problem zu betrachten, das für sich und aus den besonderen Verhältnissen des Falles heraus entschieden und gelöst sein will.“

Johannes Orth, Berliner Klin. Wschr. 1908

Vorwort

Die Leichenschau ist der letzte Dienst des Arztes am Patienten. Mit der Approbation darf jeder Arzt – auch ohne Facharztbezeichnung – die Leichenschau eigenständig durchführen. Im Rahmen der Aus- und Weiterbildung spielt die Leichenschau aber nur eine untergeordnete Rolle, sodass sich viele Ärzte nicht gut vorbereitet auf die Leichenschau fühlen. Mit diesem Buch wollen wir eine Hilfestellung anbieten.

Im Rahmen der Leichenschau erfüllt der Arzt über medizinische Feststellungen hinaus (Feststellung des Todes und der Todesursache) Aufgaben der Rechtssicherheit und des öffentlichen Interesses (Qualifikation der Todesart, Meldepflichten, „seuchenhygienische Aspekte"). An der Qualität der ärztlichen Leichenschau wird seit Jahrzehnten Kritik geübt, ohne dass die strukturellen Ursachen der Mängel unseres Todesursachenermittlungssystems beseitigt würden. Ein erheblicher Teil der Leichenschauen wird durch Hausärzte und den kassenärztlichen Bereitschaftsdienst durchgeführt. Insbesondere niedergelassene Ärzte stehen immer wieder in der Kritik: einerseits wird ihnen von Angehörigen oder den Ermittlungsbehörden vorgeworfen, nicht einmal einen „natürlichen" Tod feststellen zu können und damit unnötige polizeiliche Ermittlungen zu veranlassen. Andererseits würden – so behauptete der „Spiegel" bereits vor mehr als 20 Jahren – durch „ärztliche Schlamperei bei der Leichenschau" die meisten Tötungsdelikte unerkannt bleiben.

Der Hausarzt sieht sich mit immer neuen Bestattungsgesetzen und Leichenschauverordnungen konfrontiert. Diese sind von Bundesland zu Bundesland unterschiedlich. Die wirklichen Probleme werden allerdings nicht aufgegriffen. Die (Wieder-) Einführung von Verwaltungssektionen bei durch die Leichenschau nicht zu klärender Todesursache, wie es sie in den neuen Bundesländern bis 1990 gab und heute noch in zahlreichen Nachbarländern gibt, wäre eine Option, die auch die Hausärzte entlasten würde.

Die Forderung nach Einführung eines „amtlichen Leichenschauers“ wird die Situation kaum ändern, da diesem im Gegensatz zum Hausarzt die zur Festlegung der Todesart und der Todesursachenkaskade entscheidenden Informationen fehlen. Verbesserungen bzw. eine befriedigende Situation für die, mit Leichenschauen betrauten, niedergelassenen Kollegen werden sich nur erzielen lassen, wenn durch Fort- und Weiterbildung die spezielle Situation der Leichenschau geschult wird, und die sorgfältige Durchführung der Leichenschau entsprechend der Leitlinie implementiert wird. Hierzu möchten wir mit unserem Buch beitragen, denn der Hausarzt befindet sich bei der Durchführung der Leichenschau in einer besonderen Situation, da er die Leichenschau nicht im ärztlich dominierten Krankenhaus sondern in der Privatsphäre des Patienten durchführen muss. Weitere Interessenkonflikte können sich auch dadurch ergeben, dass der Hausarzt zugleich behandelnder Arzt der Angehörigen ist.

In kollegialen Diskussionen wird immer wieder auf die Schwierigkeiten bei der Erstellung der Todesursachenkaskade hingewiesen. Daher finden sich sowohl in der Printversion als auch im elektronischen Anhang Beispiele für, aus unserer Sicht, sinnvolle Todesursachenkaskaden.

Über Ihre Erfahrungen bei der Leichenschau und Ihre Rückmeldung zu unserem Buch würden wir uns sehr freuen.

Bonn
Witten
im Mai 2020

Burkhard Madea
Klaus Weckbecker

Inhaltsverzeichnis

Weitere wichtige Quellen im Internet: https://www.rechtsmedizin.uni-bonn.de/publikationen/buecher/leichenschau/leichenschau

Über die Autoren

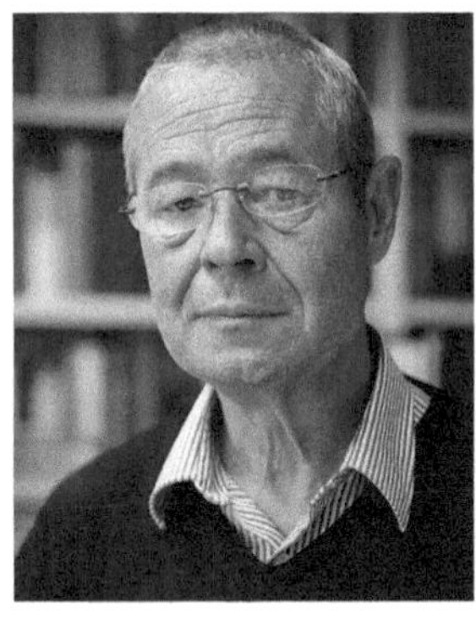

Prof. Dr. Burkhard Madea Geb. 1957. Nach Medizinstudium und Wehrdienst ab 1984 Weiterbildung zum Facharzt für Rechtsmedizin an den Instituten für Rechtsmedizin der Universitäten Münster und Köln 1989 Habilitation für Rechtsmedizin an der Universität zu Köln 1991 Ernennung zum Universitätsprofessor für Rechtsmedizin an der Universität zu Köln. Seit 1996 Universitätsprofessor für Rechtsmedizin an der Universität Bonn und Direktor des Institutes für Rechtsmedizin der Universität Bonn.

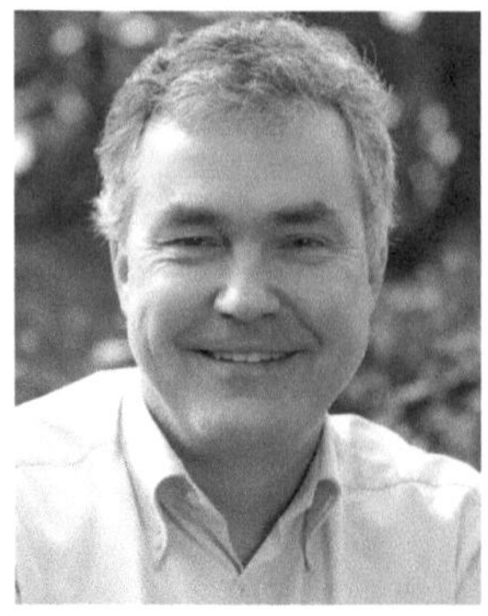

Prof. Dr. Klaus Weckbecker ist seit 1999 niedergelassener Facharzt für Allgemeinmedizin in eigener Praxis in Bad Honnef. Mit Niederlassung engagierte er sich als Referent für den Lehrbereich Allgemeinmedizin der Universität Bonn in der Aus- und Weiterbildung, ab 2004 mit einem Lehrauftrag. Ab 2008 war Prof. Weckbecker zunächst Sprecher des Lehrbereichs Allgemeinmedizin, dann von 2011–2018 Direktor des Instituts für Hausarztmedizin der Rheinischen Friedrich-Wilhelms-Universität Bonn, von 4/2018 bis 3/2019 Stellv. Direktor und gründete schon früh einen Weiterbildungsverbund mit Seminarfortbildungen für Ärzte in Weiterbildung. Seit 4/2019 leitet Prof. Weckbecker die Arbeitsgruppe Multimorbidität und Polypharmazie des Instituts für Allgemeinmedizin der Heinrich-Heine-Universität Düsseldorf. Seit Mai 2020 Lehrstuhl für Allgemeinmedizin der Universität Witten/Herdecke. Interessensschwerpunkte sind wissenschaftliche Fragen, die aus der täglichen Praxis entstehen sowie die hausärztliche Fort- und Weiterbildung.

1 Einleitung

Die Leichenschau ist der letzte Dienst des Arztes am Patienten. Die Leichenschau dient über medizinische Feststellungen hinaus (Feststellung des Todes und der Todesursache) der Rechtssicherheit und dem öffentlichen Interesse (Qualifikation der Todesart, Meldepflichten, „seuchenhygienische Aspekte“). Der Hausarzt befindet sich bei der Durchführung der Leichenschau in einer besonderen Situation, u. a. da er die Leichenschau nicht im ärztlich dominierten Krankenhaus, sondern in der Privatsphäre des Patienten durchführen muss. Interessenkollisionen können sich auch dadurch ergeben, dass der Hausarzt zugleich behandelnder Arzt der Angehörigen ist und diese durch Anstoßen eines Todesursachenermittlungsverfahrens nicht zusätzlich belasten will. Auf der anderen Seite kennt der Hausarzt die Vorgeschichte des Verstorbenen und führt die Leichenschau am Sterbeort durch.

Prägnant formulierte bereits die Königlich-Bayrische Instruktion für die Leichenbeschauer vom 6. August 1839 die Aufgaben bei der Leichenschau: „Zweck der Leichenschau ist es, die Beerdigung Scheintoter, dann die Verheimlichung gewaltsamer Todesarten und medizinischer Pfuschereien zu hindern, sowie zur Ausmittlung kontagiöser und epidemischer Krankheiten, dann zur Herstellung genauer Sterbelisten geeignet mitzuwirken.“ Dieser Aufgabenkanon gilt mit Feststellung des Todes, der Todesursache, der Todeszeit, Qualifikation der

B. Madea und K. Weckbecker, *Todesfeststellung und Leichenschau für Hausärzte*,
https://doi.org/10.1007/978-3-662-61111-1_1

Todesart und Angabe, ob übertragbare Erkrankungen gemäß Infektionsschutzgesetz vorliegen, unverändert bis heute.

Seit Jahrzehnten steht die ärztliche Leichenschau in der Kritik, wobei unter rechtsstaatlichen Gesichtspunkten insbesondere die Fehlqualifikation der Todesart (natürlich statt nicht natürlich bzw. nicht geklärt) im Zentrum steht. Aber auch nicht nachvollziehbare Angaben zur Todesursache werden immer wieder moniert.

Seit Jahrzehnten wird über eine Misere der ärztlichen Leichenschau geklagt, die in unterschiedliche Ursachenkomplexe differenziert werden kann (Tab. 1).

Bei aller Kritik darf nicht verkannt werden, dass die ärztliche Leichenschau eine einfache ärztliche Untersuchung mit nur beschränkter Aussagekraft hinsichtlich des zu bewältigenden Aufgabenkanons ist.

Ein Systemfehler ist z. B. die Fokussierung der Meldepflicht an die Ermittlungsbehörden auf diejenigen Todesfälle, bei denen ein Fremdverschulden in Betracht kommt, weiterhin das Fehlen einer Zwischeninstanz zwischen Arzt und Ermittlungsbehörden analog dem Coroner-System in England und Wales, d. h. der Überprüfung von medizinisch klärungsbedürftigen Todesfällen unabhängig von einer Verdachtslage auf Fremdverschulden.

Der medizinisch unklare Todesfall wird in Deutschland leider keiner objektiven Todesursachenklärung durch Obduktion zugeführt, wie es bis 1990 in den neuen Bundesländern, üblich war und noch heute in zahlreichen Ländern des ehemaligen Ostblocks, Skandinaviens oder in Großbritannien üblich ist.

Die Systemfehler des Todesursachenermittlungssystems in der Bundesrepublik Deutschland werden uns Ärzten angelastet. Zwar gibt es vermeidbare ärztliche Fehlleistungen bei der Leichenschau (siehe Tab. 1) aber es sind keine Bemühungen einer nachhaltigen Korrektur des Systemfehlers erkennbar.

Strukturelle Probleme bei der ärztlichen Leichenschau sind zum Beispiel:

- für bestimmte Fallgruppierungen objektive Überforderung des Leichenschauers ohne flexible Lösungsmöglichkeiten,
- fehlende Vorbildung in der Handhabung von Problemfällen,

Tab. 1 Ursachenkomplexe für die Misere der Ärztlichen Leichenschau

Strukturelle Ursachen
• Keine bundeseinheitliche Regelung
• Unzureichend ausdifferenzierte Todesbescheinigungen
• Mangelnde Verbalisierung der Aufgaben im Sinne einer Checkliste
• Für bestimmte Fallgruppierungen objektive Überforderung des Leichenschauers ohne flexible Lösungsmöglichkeiten (2. fachärztliche Leichenschau oder 2. Leichenschau durch Hausarzt)
• Fehlende Legaldefinition des natürlichen und nicht natürlichen Todes mit einseitiger Ausrichtung auf „Fremdverschulden"
• Verquickung ärztlicher mit kriminalistischen Aufgaben
Ursachen aufseiten des Arztes
• Leichenschau wird als Aufgabe jenseits des eigentlichen ärztlichen Heilauftrags gesehen
• Fehlende Vorbildung in der Handhabung von Problemfällen (spurenarmer gewaltsamer Tod; fortgeschrittene Leichenerscheinungen; unerwartete Todesfälle; Leichnam nicht identifiziert), Unerfahrenheit
• Neigung als Leichenschauer, sich und den Angehörigen „Ärger zu ersparen" mit leichtfertiger Attestierung eines natürlichen Todes (Motiv: Verlust von Patienten oder einer Anstellung als Heimarzt; Gerede über den Arzt, der nicht einmal in der Lage sei, einen natürlichen Tod festzustellen), Sorglosigkeit
• „Obrigkeitshörigkeit" gegenüber der Polizei mit oftmals allzu willfähriger Gewährung von Auskünften oder Ausfüllung weiterer Leichenschauscheine
• Resignation verantwortungsbewusst handelnder Ärzte im Hinblick auf die kriminalpolizeiliche Handhabung mancher nicht geklärter Todesfälle
• Bislang unzureichende Honorierung, ab Januar 2020 deutliche Besserung
Aufseiten der Ermittlungsbehörden
• Pressionen vonseiten der Polizei auf Attestierung eines natürlichen Todes
• Statt Ermittlungen zur Aufklärung nicht geklärter Todesfälle Beschaffung weiterer Leichenschauscheine (entgegen der Verpflichtung zur Meldung an die StA nach § 159 StPO oder vollständiger „Ermittlungsquietismus")
Situative Ursachen
• Pressionen vonseiten der Angehörigen oder der Heimleitung auf Attestierung eines natürlichen Todes
• Durchführung der Leichenschau erschwert bis objektiv unmöglich (Leichen im Freien; in der Öffentlichkeit; fortgeschrittene Leichenerscheinungen; übergroßes Körpergewicht; keine Gehilfen zur Verfügung)

- fehlende Verwaltungssektionen bei durch die Leichenschau nicht zu klärender Todesursache,
- Verquickung ärztlicher mit kriminalistischen Aufgaben,
- mögliche Interessenskonflikte – gerade bei niedergelassenen Ärzten, die zugleich behandelnde Ärzte der Familienangehörigen sind,
- Fokussierung meldepflichtiger Todesfälle auf diejenigen, bei denen ein Fremdverschulden in Betracht kommt,
- Systemfehler des Todesursachenermittlungssystems mit fehlender Zwischeninstanz zwischen Arzt und Ermittlungsbehörden analog dem Coroner-System in England und Wales (Überprüfung von Todesfällen unabhängig von einer Verdachtsvorlage auf Fremdverschulden).

Die Regelungswut des Gesetzgebers mit Erlass immer neuer Bestattungsgesetze und Leichenschauverordnungen ist ungebremst, die wirklichen Probleme werden allerdings nicht aufgegriffen.

Daher sollten die am kassenärztlichen Notdienst beteiligten Ärzte untereinander Absprachen treffen, wie in Problemfällen vorzugehen ist.

▶ **Merke** Der Hausarzt befindet sich bei der Leichenschau in einer Situation, die sich von der des Krankenhausarztes, aber auch des Gerichtsmediziners unterscheidet. Trotz schwieriger Rahmenbedingungen sollte sich der Hausarzt der Vorteile bewusst sein, dass er Patient und Umfeld kennt und die Leichenschau vor Ort durchführt.

2 Sterbeorte und Aufgaben der Leichenschau

Pro Jahr ereignen sich in der Bundesrepublik Deutschland ca. 920.000 Todesfälle. Nach einer älteren Statistik, die die Verhältnisse in der ehemaligen DDR wiedergibt, ereignen sich 50 % der Todesfälle im Krankenhaus, ca. 20 % im Heim, ca. 30 % zu Hause.

Eine eigene aktuelle Analyse der Sterbeorte anhand von Kremationsleichenschauen ergibt ähnliche Daten: Tod im Krankenhaus 54,1 %, Tod im Altenheim 14,7 %, Tod zu Hause 25,6 %, sonstige Sterbeorte 5,4 %.

Eine deskriptive Erfassung der Sterbeorte der Jahre 2001 bis 2011 anhand ausgewerteter Todesbescheinigungen ausgewählter Regionen in Westfalen-Lippe ergab folgende Sterbeortverteilung (2001 vs. 2011): Häusliches Umfeld 27,5 % vs. 23 %, Krankenhaus 57,6 % vs. 51,2 %, Palliativstation 0,0 % vs. 1,0 %, Alten- oder Pflegeheim 12,2 % vs. 19 %, Hospiz 2,0 % vs. 4,6 %, sonstiger Ort 0,6 % vs. 0,6 %, keine Angaben 0,1 % vs. 0,6 %.

In ca. 40 % der Todesfälle sind niedergelassene Ärzte (Hausärzte bzw. der kassenärztliche Notdienst) für die Durchführung der Leichenschau verantwortlich.

Im Rahmen der ärztlichen Leichenschau obliegen dem Arzt für seinen verstorbenen Patienten, die Angehörigen, die Rechtsordnung und für das Gemeinwesen weitreichende Aufgaben (Tab. 1), die ganz unterschiedliche rechtliche, soziale und gesellschaftliche Zusammenhänge berühren.

B. Madea und K. Weckbecker, *Todesfeststellung und Leichenschau für Hausärzte*,
https://doi.org/10.1007/978-3-662-61111-1_2

Tab. 1 Aufgaben und Bedeutung der Leichenschau

1. Feststellung des Todes	Allgemein gesellschaftliches und individuelles Interesse an einer sicheren Todesfeststellung, Beendigung des normativen Lebensschutzes, Personenstands-register
2. Feststellung der Todesursache	Medizinische Aspekte, Todes-ursachenstatistik, Epidemiologie, Ressourcenverteilung im Gesund-heitswesen, Mortalitätsregister
3. Qualifikation der Todesart	Rechtssicherheit, Erkennung von Tötungsdelikten, Klassifikation der Todesumstände für zivil-, versicherungs- und versorgungs-rechtliche Fragen
4. Feststellung der Todeszeit	Personenstandsregister, Erbrecht
5. Übertragbare Erkrankungen nach Infektionsschutzgesetz	Seuchenhygienische Aspekte im all-gemeingesellschaftlichen Interesse
6. Meldepflichten	• bei nicht natürlicher/nicht geklärter Todesart • bei unbekannter Identität • gemäß Infektionsschutzgesetz • bei Berufskrankheiten

Der bei der Leichenschau zu bewältigende Aufgabenkanon ist zwar für Haus- und Klinikärzte der Gleiche (Tab. 2), allerdings wird bei stationär Verstorbenen die Leichenschau im ärztlich dominierten Umfeld durchgeführt, während der Hausarzt häufig die Leichenschau in der Privatsphäre des Verstorbenen, gegebenenfalls in Anwesenheit der Angehörigen, durchführen muss.

Merke Hausärzte führen einen großen Teil der Leichenschauen zu Hause und mit steigender Tendenz bei im Pflegeheim Verstorbenen durch. Die Leichenschau muss daher Inhalt der Weiterbildung zum Facharzt für Allgemeinmedizin, aber auch Inhalt der Fortbildung der niedergelassenen Ärzte sein.

Tab. 2 Allgemeine Grundlagen und Pflichten bei der Ärztlichen Leichenschau

Rechtsgrundlagen der Leichenschau:
- Bestattungsgesetze und Leichenschauverordnungen der Bundesländer

Wer darf:
- Arzt/Ärztin

Wer darf nicht:
- Arzt/Ärztin als Angehörige einer verstorbenen Person (Erlass des MAGS NRW vom 8. Juni 2009) (gilt nur in NRW)

Wer muss:
- jeder niedergelassene Arzt/Ärztin im Bereich der Niederlassung
- Krankenhausärzte/Ärztinnen im Krankenhaus

Wer sollte nicht:
- Arzt/Ärztin als Angehörige des Verstorbenen
- Arzt/Ärztin bei Vorliegen von Interessenskonflikten (etwa bei Behandlungsfehlervorwurf)

In welcher Zeit:
- unverzüglich

Durchführung:
- sorgfältig am entkleideten Leichnam

Sanktionen:
- Ordnungswidrigkeit bei unsorgfältiger Leichenschau; ggf. werden auch Straftatbestände verwirklicht, wenn durch unsorgfältige Leichenschau Lebende zu Schaden kommen (z. B. Übersehen einer CO-Intoxikation mit Schädigung weiterer Personen)

Vorläufige Todesbescheinigung:
- für Notärzte

Todesart und assoziierte Feststellungen:
- (Anhaltspunkte für) nichtnatürlichen Tod, nicht geklärte Todesart

Verständigung der Polizei:
- bei nichtnatürlichem Tod, nicht geklärter Todesart, Leiche eines Unbekannten

Verständigung des Gesundheitsamtes:
- Meldepflichten gemäß Infektionsschutzgesetz

Auskunftspflicht vorbehandelnder Ärzte:
- Ja

3 Rechtsgrundlagen der Leichenschau

In der Bundesrepublik Deutschland fällt die Regelung des Leichenschau- und auch des Obduktionswesens – soweit nicht strafrechtlich relevante Bereiche betroffen sind (§ 87 ff. StPO) – in die alleinige Gesetzgebungskompetenz der Bundesländer (Art. 70 Abs. 1 GG).

Alle Bundesländer haben Fragen des Leichenschaurechtes in speziellen Bestattungsgesetzen und Leichenschauverordnungen geregelt. Ein Vorstoß der Bundesärztekammer zu einer bundeseinheitlichen Regelung der Leichenschau wurde leider nicht weiter verfolgt.

Übereinstimmend heißt es in den meisten Leichenschauverordnungen bzw. Bestattungsgesetzen: *„Jede Leiche ist zur Feststellung des Todes, des Todeszeitpunktes, der Todesart und der Todesursache ärztlich zu untersuchen (Leichenschau).“*

Jeder approbierte Arzt darf also die Leichenschau durchführen, im Allgemeinen muss sie jeder Arzt auf Verlangen durchführen, insbesondere niedergelassene Ärzte, behandelnde Ärzte, Krankenhausärzte, Ärzte im Notfallbereitschaftsdienst (kassenärztlicher Notdienst).

Sollte kein anderer Arzt greifbar sein, sind Ärzte der unteren Gesundheitsbehörde zur Durchführung der Leichenschau verpflichtet.

Ärzte im Rettungsdiensteinsatz (Notärzte) sind von der Verpflichtung zur Durchführung der vollständigen Leichenschau

B. Madea und K. Weckbecker, *Todesfeststellung und Leichenschau für Hausärzte*,
https://doi.org/10.1007/978-3-662-61111-1_3

befreit. Die Pflichten der Notärzte beschränken sich auf die Feststellung des Todes und seiner Dokumentation in einer „vorläufigen Todesbescheinigung". Bei Anhaltspunkten für einen nicht natürlichen Tod hat der Notarzt sofort die Polizei zu informieren. Neben Angaben zur Person und zur Identifikation sind beim Notarzt die sicheren Todeszeichen sowie der Ort des Todes (gegebenenfalls Auffindeort) zu vermerken. Daneben sind natürlich Notarzteinsatzprotokolle sorgfältig auszufüllen, die bei nicht natürlichen oder unklaren Todesfällen für die weiteren Ermittlungen große Bedeutung haben können.

In Bayern sind auch Notfallärzte (Ärzte im kassenärztlichen Notfalldienst) von der Verpflichtung zur Durchführung der Leichenschau nach sicherer Feststellung des Todes ausgenommen, wenn sie die verstorbene Person vorher nicht behandelt haben und sichergestellt ist, dass der behandelnde oder ein anderer Arzt die fehlenden Feststellungen, die für die vollständige Leichenschau nötig sind, treffen wird. Ein Verweigerungsrecht des Arztes zur Durchführung der Leichenschau besteht z. B. in Bayern explizit in den Fällen des Art. 2 Abs. 3 Bestattungsgesetz (Gefahr der Strafverfolgung). Gemeint sind hier Todesfälle, die im Zusammenhang mit ärztlichen Maßnahmen stehen bzw. auf fragliche Behandlungsfehler zurückzuführende Todesfälle.

Die Bayerische Bestattungsverordnung schreibt darüber hinaus in § 5 Abs. 2 vor:

> „Ist anzunehmen, dass die Leichenschau nicht ordnungsgemäß vorgenommen wird oder vorgenommen wurde, so kann die Staatsanwaltschaft oder die Polizei verlangen, dass die Leichenschau von einem anderen Arzt des Gesundheitsamtes, in dessen Amtsbezirk sich die Leiche befindet, von einem Landgerichtsarzt, von einem Facharzt für Rechtsmedizin oder von einem durch die Polizei besonders verpflichteten Arzt vorgenommen wird, oder wenn sie bereits durchgeführt worden ist, wiederholt wird."

In den Bestattungsgesetzen der Bundesländer ist mehr oder minder übereinstimmend geregelt, dass die Leichenschau vom hinzugezogenen Arzt persönlich vorzunehmen ist. Die Leichenschau ist nach den Formulierungen der Gesetze nicht einfach nur „Schau“, sondern persönliche körperliche Untersuchung des vollständig entkleideten Leichnams unter Einbeziehung aller Körperregionen.

Unterschreitet der Arzt den geforderten Sorgfaltsmaßstab, begeht er bereits eine Ordnungswidrigkeit. Es kommen bei unsachgemäßer Leichenschau mit daraus resultierender Schädigung Lebender jedoch auch strafrechtliche Konsequenzen in Betracht, wie z. B. fahrlässige Körperverletzung oder Tötung (Amtsgericht Wennigsen, NJW 1989, 786).

▶ **Merke** Jeder Arzt – auch Hausärzte – muss auf Verlangen eine eingehende Leichenschau durchführen. Die vorläufige Todesfeststellung ist im Rettungsdienst tätigen Notärzten vorbehalten, damit diese sich umgehend wieder einsatzbereit melden können.

4 Was ist eine menschliche Leiche?

Unter einem „Leichnam“ versteht man vernunftgemäß den Körper eines Verstorbenen, solange der gewebliche Zusammenhalt infolge Fäulnis oder anderer chemisch-physikalischer Prozesse noch nicht aufgehoben ist. Skelette oder Skelettteile gelten nicht mehr als Leichnam. Weiterhin ist ein Leichnam jedes Körperteil, ohne das ein Weiterleben nicht möglich wäre (Kopf, Rumpf, nicht aber Extremitäten) (Tab. 1).

Leichnam ist ferner jede Lebendgeburt unabhängig vom Gewicht des Kindes, wenn eines der Lebenszeichen wie Herzschlag, Pulsation der Nabelschnur oder Atmung vorgelegen hat. Weiterhin ist Leichnam jede Totgeburt (Totgeborenes mit einem Geburtsgewicht über 500 g). Geburten ab diesem Gewicht müssen vom Standesamt beurkundet werden. Fehlgeburten sind definiert als Totgeburt mit einem Geburtsgewicht unter 500 g. Für Fehlgeburten besteht keine Anzeigepflicht.

In Niedersachsen wurde mit dem neuen Bestattungsgesetz vom 20.06.2018 eine weitere „Leichenkategorie“ eingeführt: das Ungeborene (Leibesfrucht aus einem Schwangerschaftsabbruch).

In vielen Bestattungsgesetzen und Leichenschauverordnungen findet man Regelungen zu Bestattungsfristen und zur Überführung in eine öffentliche Leichenhalle. Danach ist jede Leiche spätestens 36 h nach dem Tod, jedoch nicht vor Ausstellung der ärztlichen Todesbescheinigung, in eine Leichenhalle zu überführen. Jede Leiche muss innerhalb von zehn Tagen, sie

B. Madea und K. Weckbecker, *Todesfeststellung und Leichenschau für Hausärzte*,
https://doi.org/10.1007/978-3-662-61111-1_4

Tab. 1 Definition menschliche Leiche und beim Tod eines Menschen zu beachtende Fristen

<table>
<tr><td colspan="2">Eine menschliche Leiche ist
• der Körper eines Verstorbenen, solange der gewebliche Zusammenhang infolge Fäulnis noch nicht aufgehoben ist
• Körper eines Neugeborenen nach vollständigem Verlassen des Mutterleibes (unabhängig vom Körpergewicht) mit einem der Lebenszeichen (Herzschlag, Pulsation der Nabelschnur, Atmung) und das danach verstorben ist</td></tr>
<tr><td colspan="2">• eine Totgeburt (Totgeborenes mit einem Körpergewicht von mindestens 500 g)</td></tr>
<tr><td colspan="2">• Kopf oder Rumpf als abgetrennte Teile des Körpers, die nicht zusammengeführt werden können</td></tr>
<tr><td colspan="2">Keine Leichen sind:</td></tr>
<tr><td colspan="2">• Skelette oder Skelettteile
• Fehlgeburten (Totgeburten mit einem Geburtsgewicht <500 g; keine Anzeigepflicht)</td></tr>
<tr><td>Maßnahme</td><td>Frist</td></tr>
<tr><td>Durchführung der Leichenschau:</td><td>Unverzüglich nach Erhalt der Anzeige über den Todesfall</td></tr>
<tr><td>Überführung in eine Leichenhalle:</td><td>Spätestens nach 36 Std., jedoch nicht vor Durchführung der Leichenschau und Ausstellung der Todesbescheinigung</td></tr>
<tr><td>Anzeige beim Standesamt:</td><td>Spätestens am dritten auf den Tod folgenden Werktag</td></tr>
<tr><td>Bestattungsfristen:</td><td>Frühestens nach 24 Std., spätestens nach 10 Tagen</td></tr>
</table>

darf jedoch nicht vor Ablauf von 24 h nach dem Tod bestattet werden. Ausnahmen von diesen Bestattungsfristen sind zulässig. Die Anzeige beim Standesamt muss spätestens am dritten Werktag nach Todeseintritt geschehen.

Der Leichnam als solcher wird vom postmortal fortwirkenden Persönlichkeitsschutz (Art. 2 Abs. 1 Grundgesetz i. V. m Art. 1 Abs. Grundgesetz) erfasst. So heißt es beispielsweise in § 2 Bestattungsgesetz Berlin:

§ 2 Ehrfurcht vor Toten
Wer mit Leichen umgeht, hat dabei die gebotene Ehrfurcht vor dem toten Menschen zu wahren.

Der Rechtsstatus der Leiche ist zwar derzeit gesetzlich nicht eindeutig geregelt, unter biologischen Gesichtspunkten ist es jedoch eindeutig, dass der Tod dem konkreten „Menschsein" ein klares Ende setzt. Damit wird die Leiche zum Bezugsobjekt von Rechten und Pflichten, d. h. zur Sache. Andererseits bleiben vom Todeseintritt unberührt die Nachwirkungen des ehemaligen Menschseins, die unter der Bezeichnung der postmortalen Fortgeltung der Menschenwürde zusammengefasst werden.

Im Strafrecht ist die Leiche im Wesentlichen durch den Straftatbestand „Störung der Totenruhe" nach § 168 StGB gegen unbefugte Handlungen geschützt.

5 Veranlassung der Leichenschau

Je nach Ort des Todeseintritts ist nach einem Sterbefall die Leichenschau unverzüglich zu veranlassen von den Angehörigen (Ehegatte, volljährige Kinder, Eltern, andere Verwandte), von Personen, mit denen der Verstorbene in häuslicher Gemeinschaft gelebt hat, von demjenigen, in dessen Räumen oder auf dessen Grundstück sich der Sterbefall ereignet hat.

Bei Sterbefällen in Krankenhäusern, in Heimen, in Anstalten oder in Verkehrsmitteln sind die Leitungspersonen der Einrichtungen bzw. die Fahrzeugführer verpflichtet, die Leichenschau zu veranlassen.

Bei Fundleichen ist jede Person, die eine Leiche findet, zur Veranlassung der Leichenschau verpflichtet.

Bei einem Totgeborenen hat die Leichenschau zu veranlassen:

- der Arzt, der bei der Geburt zugegen war,
- die Hebamme, die bei der Geburt zugegen war,
- jede andere Person, die dabei zugegen war oder durch eigene Feststellung von der Geburt Kenntnis erlangt hat,
- der eheliche Vater.

Im Anschluss an die Leichenschau sind der nicht vertrauliche und im verschlossenen Umschlag der vertrauliche Teil der Todesbescheinigung dem Veranlasser der Leichenschau zur Weiterleitung an das Standesamt zur Beurkundung des Todes auszuhändigen (Abb. 1 und 2). In der Regel werden

B. Madea und K. Weckbecker, *Todesfeststellung und Leichenschau für Hausärzte*,
https://doi.org/10.1007/978-3-662-61111-1_5

Todesbescheinigung NRW
- Nichtvertraulicher Teil -

Blatt 1 — Untere Gesundheitsbehörde über Standesamt

Die Todesbescheinigung ist unverzüglich auszuhändigen.

Zutreffendes bitte ankreuzen [X] und / oder ausfüllen

Wird vom Standesamt ausgefüllt: Standesamt; Sterbefall beurkundet, Sterbebuch-Nr; Eingang vorgemerkt, Vormerk-Liste-Nr; ☐ Erdbestattung ☐ Feuerbestattung

1. Personalangaben

1 Name (ggf. Geburtsname) Vorname(n)

2 Straße 3 Hausnummer

4 PLZ Wohnort Kreis

5 Geburtsdatum 6 Geburtsort, Kreis

7 Geschlecht ☐ männlich ☐ weiblich

8 Identifikation nach ☐ eigener Kenntnis ☐ Personalausweis/Reisepass ☐ Angaben Angehöriger/Dritter

☐ nicht möglich (kein Eintrag unter 1 - 6)

2. Feststellung des Todes/Sterbezeitpunkt

9 ☐ Nach eigenen Feststellungen ☐ Nach Angaben Angehöriger/Dritter am — Tag Monat Jahr um Stunden Minuten

10 Falls Sterbezeitpunkt nicht bestimmbar: Leichenauffindung am — Tag Monat Jahr um Stunden Minuten

Ende des Durchschreibeverfahrens! Bitte die Blätter 2 ff. wegklappen und gesondert ausfüllen!

Nicht im Durchschreibeverfahren!

Zusatzangabe für totgeborene oder in der Geburt gestorbene Leibesfrüchte von mindestens 500 g (als Sterbezeitpunkt gilt der Geburtszeitpunkt):

11 ☐ Sterbeort 12 ☐ Auffindeort, falls nicht Sterbeort 13 ☐ als tote Leibesfrucht geboren ☐ in der Geburt gestorben

Name der Einrichtung (des Krankenhauses/Heimes o.ä.)

Straße, Hausnummer

PLZ, Ort

oder Stempel der Einrichtung (falls vorhanden)

14 **3. Todesart**

Gibt es Anhaltspunkte für äußere Einwirkungen, die den Tod zur Folge hatten?
(z. B. Selbsttötung, Unfall, Tötungsdelikt, auch durch äußere Einwirkungen evtl. **mit**verursachte Todesfälle, Spättodesfälle nach Verletzung)

☐ nein — wenn nein, Todesart ☐ natürlich oder

☐ ungeklärt, ob natürlich/nichtnatürlicher Tod

☐ ja (Wenn ja oder ungeklärt, im Vertraulichen Teil, Blätter 2 ff. Ziff. 20 [Epikrise] nähere Hinweise [falls möglich])

15 **4. Warnhinweise**

Liegen Hinweise dafür vor, dass die/der Verstorbene an einer übertragbaren Krankheit nach § 6 oder § 7 Infektionsschutzgesetz (einschließlich HIV) erkrankt war? ☐ ja ☐ nein

16 Sind besondere Verhaltensmaßnahmen bei der Aufbewahrung, Einsargung, Beförderung und Bestattung zu beachten?

☐ nein ☐ ja, welche?

17 ☐ Sonstiges (z. B. Gefährdung durch Giftstoffe/Chemikalien):

Fortsetzung des Durchschreibeverfahrens!

18 Bescheinigt aufgrund meiner sorgfältigen Untersuchung am — Tag Monat Jahr um Stunden Minuten Uhr.

Stempel und Telefon (falls nicht im Stempel)

Ich habe in meine Untersuchung die gesamte Körperoberfläche mit Rücken, Kopfhaut und allen Körperöffnungen einbezogen: ☐ ja ☐ nein

Ort, Datum — Unterschrift

Abb. 1 Todesbescheinigung NRW (nicht vertraulicher Teil)

Todesbescheinigung NRW - Vertraulicher Teil -

Blatt 3 Untere Gesundheitsbehörde zur Einsichtgewährung an Krebsregister und zur Weiterleitung an Untere Gesundheitsbehörde der Wohnsitzgemeinde

Zutreffendes bitte ankreuzen [X] und / oder ausfüllen

1. Personalangaben

1 Name (ggf. Geburtsname), Vorname(n)

2 Straße 3 Hausnummer

4 PLZ Wohnort, Kreis

5 Geburtsdatum 6 Geburtsort, Kreis

Ausfüllung: Standesamt, hilfsweise Untere Gesundheitsbehörde

Standesamt

Sterbefall beurkundet, Sterbebuch-Nr.

Eingang vorgemerkt, Vormerk-Liste-Nr.

☐ Erdbestattung ☐ Feuerbestattung

7 Geschlecht ☐ männlich ☐ weiblich

8 Identifikation nach ☐ eigener Kenntnis ☐ Personalausweis/Reisepass ☐ Angaben Angehöriger/Dritter

☐ nicht möglich (kein Eintrag unter 1 - 6)

2. Feststellung des Todes/Sterbezeitpunkt

9 ☐ Nach eigenen Feststellungen ☐ Nach Angaben Angehöriger/Dritter am Tag | Monat | Jahr | um Stunden | Minuten

10 Falls Sterbezeitpunkt nicht bestimmbar: Leichenauffindung am Tag | Monat | Jahr | um Stunden | Minuten

Sichere Zeichen des Todes

11 ☐ Totenflecke ☐ Totenstarre ☐ Fäulnis ☐ Hirntod

☐ Nicht mit dem Leben vereinbare Verletzungen

12 Reanimationsbehandlung durchgeführt ☐ ja ☐ nein

14 **Zuletzt behandelt durch Hausarzt/Krankenhaus (-abteilung)**

Name des Krankenhauses/Arztes o. ä.

Straße, Hausnummer

PLZ, Ort

oder Stempel (falls vorhanden)

Wer hat die Todesursache festgestellt?

13 ☐ Behandelnder Arzt ☐ Nicht behandelnder Arzt nach Angaben des behandelnden Arztes ☐ Nicht behandelnder Arzt ohne Angaben des behandelnden Arztes

Todesursache (nicht Endzustände wie Atemstillstand, Herz-Kreislaufversagen) — ungefähre Zeitspanne vom Krankheitsbeginn bis Tod *)

15 I a) Unmittelbare Todesursache:

16 b) Dies ist eine Folge von b1*)

17 b2*)

18 c) Hierfür ursächliche Grundleiden: *)

19 II Mit zum Tode führende Krankheiten ohne Zusammenhang mit dem Grundleiden: *)

*) ausfüllen, soweit dem Arzt möglich

20 **Epikrise**
Weitere Angaben zur Todesart (Blatt 1, Ziffer 14), falls erforderlich
(z. B. Unfall, Vergiftung, Gewalteinwirkung, Selbsttötung sowie Komplikationen medizinischer Behandlung); Äußere Ursache der Schädigung (Angaben über den Hergang); bei Vergiftung zusätzlich Angabe des Mittels

21 **Unfallkategorie (bitte nur Untergruppe ankreuzen)**

☐ Schulunfall (ohne Wegeunfall) ☐ Sport- oder Spielunfall (nicht in Haus oder Schule)

☐ Wegeunfall ☐ Arbeits- oder Dienstunfall (ohne Wegeunfall)

☐ häuslicher Unfall ☐ sonstiger Unfall ☐ Verkehrsunfall ☐ unbekannt

24 Diagnose durch Obduktion gesichert? ☐ nein ☐ ja

25 Liegt der Obduktionsbefund bei? ☐ nein ☐ ja

Bei Frauen, deren Alter eine Schwangerschaft nicht ausschließt

22 Liegt eine Schwangerschaft vor? ☐ nein ☐ ja Monat ☐ unbekannt

23 Bestehen Anzeichen für eine Schwangerschaft in den letzten 12 Monaten? ☐ ja ☐ nein

26 Bei ungeklärter Identität der Leiche: Bei nichtnatürlicher oder ungeklärter Todesart: Polizei unterrichtet? ☐ ja ☐ nein

Bei Kindern unter 1 Jahr und Totgeborenen

27 Wo wurde das Kind geboren? ☐ im Krankenhaus ☐ zu Hause ☐ sonstiger Ort

28 Mehrlingsgeburt? ☐ nein ☐ ja Geburtsgröße cm Geburtsgewicht g

29 Bei in den ersten 24 Stunden gestorbenen Neugeborenen: ☐ Frühgeburt in der Schwangerschaftswoche

Lebensdauer: volle Stunden ☐ unbekannt

30 Bescheinigt aufgrund meiner sorgfältigen Untersuchung am Tag | Monat | Jahr | um Stunden | Minuten Uhr.

Stempel und Telefon (falls nicht im Stempel)

Ich habe in meine Untersuchung die gesamte Körperoberfläche mit Rücken, Kopfhaut und allen Körperöffnungen einbezogen: ☐ ja ☐ nein

Ort, Datum Unterschrift

Blätter 2 - 5 im Durchschreibeverfahren!

Abb. 2 Todesbescheinigung NRW (vertraulicher Teil)

niedergelassene Ärzte dem Bestatter die Todesbescheinigung zusammen mit der Rechnung für die Durchführung der Leichenschau aushändigen.

Der nicht vertrauliche Teil dient dem Standesamt zur Beurkundung des Todes, der vertrauliche Teil wird an das Gesundheitsamt weitergeleitet. In Bremen ist es zu einer Entkoppelung von Todesfeststellung und „qualifizierter Leichenschau" gekommen (Gesetz über das Leichenwesen vom 04.09.2018, Bremer Gesetzblatt Seite 403). Mit dieser Novellierung kommen auf den mit der Todesfeststellung betrauten Arzt umfangreiche Verpflichtungen zu.

§ 5 Verpflichtung zur Todesfeststellung
(3) Ist ein nach § 4 benachrichtigter Arzt oder eine Ärztin aus wichtigem Grunde nicht in der Lage, den Tod festzustellen, hat der Arzt oder die Ärztin unverzüglich eine Vertretung zu bestellen.

§ 7 Überführung in die Leichenhalle
(1) Nach Ausstellung der Todesbescheinigung ist jede Leiche innerhalb von 36 Stunden nach Todeseintritt, bei späterem Auffinden unverzüglich in eine Leichenhalle zu überführen. Die Überführung der Leiche ist durch die in § 4 Absatz 1 Satz 1 Nummer 1 und 2 genannten
Personen zu veranlassen. Ist keine der in Satz 2 genannten Personen zu erreichen, hat der nach § 5 verpflichtete Arzt oder die verpflichtete Ärztin bei natürlichen Todesfällen die zuständige Behörde zu unterrichten, damit diese den Transport in eine in der Stadtgemeinde Bremen von der Senatorin für Wissenschaft, Gesundheit und Verbraucherschutz und in der Stadtgemeinde Bremerhaven vom Magistrat der Stadt Bremerhaven benannte Leichenhalle
veranlasst, die Angehörigen ermittelt und benachrichtigt.

Das Totensorgerecht steht herkömmlicherweise den nächsten Angehörigen zu, soweit der Verstorbene zu Lebzeiten keine anderslautende Verfügung getroffen hat.

6 Ort und Zeitpunkt der Leichenschau, Betretungsrecht, Auskunftspflicht

Die Leichenschau soll an dem Ort durchgeführt werden, an dem der Tod eingetreten ist oder an dem die Leiche aufgefunden wurde.

Beispielhaft heißt es im Gesetz über das Leichen-, Bestattungs- und Friedhofswesen (Bestattungsgesetz) Niedersachsen vom 20.06.2018 (GVBl. Seite 117):

§ 4 Durchführung der Leichenschau
Die Leichenschau ist unverzüglich durchzuführen. Sie soll an dem Ort vorgenommen werden, an dem sich die Leiche zum Zeitpunkt der Hinzuziehung der Ärztin oder des Arztes (§ 3 Abs. 3) befindet. Befindet sich die Leiche nicht in einem geschlossenen Raum oder lässt sich dort eine Leichenschau nicht ordnungsgemäß durchführen, so kann sich die Ärztin oder der Arzt auf die Todesfeststellung beschränken, wenn sichergestellt ist, dass die vollständige Leichenschau an einem geeigneten Ort durchgeführt wird. Die Ärztin oder der Arzt die oder der die Leichenschau durchführen will und die von der Ärztin oder dem Arzt als Helferin oder Helfer hinzugezogenen Personen dürfen jederzeit den Ort betreten, an dem sich die Leiche befindet; das Grundrecht der Unverletzlichkeit der Wohnung (Art. 13 Abs. 1 des Grundgesetzes) wird eingeschränkt.

Lassen die Umstände eine hinreichend sorgfältige Leichenschau an diesem Ort nicht zu – etwa weil der Tod auf einem

B. Madea und K. Weckbecker, *Todesfeststellung und Leichenschau für Hausärzte*,
https://doi.org/10.1007/978-3-662-61111-1_6

öffentlichen Platz mit viel Publikumsverkehr eingetreten ist – so kann sich der Arzt zunächst auf die Feststellung und Dokumentation des Todes beschränken und die Leichenschau später an einem anderen, geeigneteren Ort fortsetzen.

In den Bestattungsgesetzen findet sich übereinstimmend die Formulierung, dass die Leichenschau „unverzüglich" nach Erhalt der Anzeige über den Todesfall vorzunehmen ist. Fristen in älteren, heute nicht mehr gültigen Bestattungsgesetzen, nach denen die Leichenschau innerhalb von sechs, zwölf oder 24 h nach Erhalt der Anzeige über den Todesfall vorzunehmen sei, machen keinen Sinn, da zunächst sicher festzustellen ist, ob tatsächlich der Tod eingetreten ist oder ein noch reanimationsfähiger Zustand vorliegt.

Der Begriff „unverzüglich" wird im Allgemeinen unter Heranziehung einer Legaldefinition aus dem Bürgerlichen Gesetzbuch verstanden als „ohne schuldhaftes Zögern". Eine gerade durchgeführte Behandlung oder Operation muss daher nicht unterbrochen werden.

Zur Durchführung der Leichenschau muss der Arzt den Sterbe- bzw. Fundort, an dem sich der Leichnam befindet, betreten. Dieses Betretungsrecht z. B. der Wohnung ist in den Leichenschauverordnungen entsprechend normiert als zulässige Durchbrechung der verfassungsrechtlich garantierten Unverletzlichkeit der Wohnung.

Weigert sich der Inhaber des Haus- oder Wohnrechts, dem Leichenschauarzt Zutritt zu gewähren, so sollte in jedem Fall das Betreten der Wohnung erst durch herbeigerufene Polizeibeamte erzwungen werden.

Gegebenenfalls muss sich der Arzt gewaltsam Zutritt zur Wohnung verschaffen, in der ein fraglich Verstorbener liegt, wenn er eine hilfsbedürftige Person vermutet und Gefahr im Verzug ist.

Fallbeispiel

Eine ältere Frau hatte ihre Freundin informiert, dass es ihr schlecht gehe. Die Freundin möge einen Besuch durch den Hausarzt veranlassen. Die Freundin informierte den Hausarzt, der auch zur älteren Frau fuhr. Da diese auf Klingelzeichen nicht öffnete, begab er sich in den Garten und sah seine Patientin durch die Verandatür reglos im Wohnzimmer liegen. Da sie auch auf Klopfzeichen nicht öffnete, fuhr er zurück in die Praxis und alarmierte den Notarzt. Der Notarzt fand die gleiche Situation vor, schlug die Scheibe der Verandatür ein und stellte den Tod der Patientin fest. Die Staatsanwaltschaft leitete ein Ermittlungsverfahren gegen den Hausarzt wegen Verdachts der fahrlässigen Tötung ein.

Notfallärzte und Notärzte sind bei Todesfällen ihnen nicht bekannter Personen auf anamnestische Angaben vorbehandelnder Ärzte sowie Angaben der Angehörigen angewiesen. Der Leichenschauarzt kann daher von allen Personen Auskunft verlangen, die Kenntnisse von konkreten Umständen haben, unter denen der Sterbefall sich ereignet hat. So heißt es beispielsweise im Bayerischen Bestattungsgesetz (Art. 3 Bestattungsgesetz Bayern):

(2) Wer den Verstorbenen unmittelbar vor dem Tod berufsmäßig behandelt oder gepflegt hat, oder mit der verstorbenen Person zusammengelebt hat, oder die Umstände des Todes kennt, hat auf Verlangen des Arztes, der die Leichenschau vornimmt, unverzüglich die zu diesem Zweck erforderlichen Auskünfte zu erteilen und Unterlagen vorzulegen.

Bei dieser gesetzlich normierten Auskunftspflicht handelt es sich um eine zulässige Durchbrechung der ärztlichen Schweigepflicht. Der leichenschauende Arzt darf die Angaben des vorbehandelnden Arztes unter Würdigung der Umstände des Todeseintritts für seine Eintragungen zu Grundleiden und zur Todesursache sowie zur Qualifikation der Todesart im Leichenschauschein verwenden.

Als Ausnahme von der Auskunftspflicht gelten die in der Strafprozessordnung festgelegten Zeugnisverweigerungsrechte (§§ 52 ff. StPO). Danach braucht dann keine Auskunft erteilt zu werden, wenn der Betroffene sich selbst oder einen der in § 52 Abs. 1 Nr. 1–3 der StPO aufgelisteten Angehörigen durch die Beantwortung der Fragen des Leichenschauarztes der Gefahr einer strafrechtlichen Verfolgung oder eines Verfahrens nach dem Gesetz über die Ordnungswidrigkeiten aussetzen würde (§ 55 StPO).

Die Verweigerung von Auskünften käme daher etwa bei Behandlungsfehlern in Betracht, die in Verbindung mit dem Todeseintritt stehen könnten.

Das Thüringer Bestattungsgesetz sieht vor, das Angehörige denjenigen Arzt als Leichenschauarzt ablehnen können, der den Patienten unmittelbar zuvor behandelt hat.

Thüringer Bestattungsgesetz

§ 5 Ärztliche Leichenschaupflicht
(2) Bis zum Beginn der Leichenschau ist der nächste Angehörige nach § 18 Abs. 1 berechtigt, den Arzt, der den Verstorbenen wegen der dem Tode unmittelbar vorausgegangenen Krankheit behandelt hat, als Leichenschauarzt abzulehnen. Macht er von diesem Recht Gebrauch, hat der Arzt zu veranlassen, dass ein anderer Arzt die Leichenschau vornimmt

Im Bestattungsgesetz von Schleswig-Holstein findet sich schließlich noch folgende Regelung:

§ 3 Leichenschaupflicht
(4) Wenn der Wunsch einer verstorbenen Person bekannt ist, dass die Leichenschau von einer ärztlichen Person gleichen Geschlechts durchgeführt wird, soll diesem Wunsch nach Möglichkeit entsprochen werden.

Merke Der Hausarzt muss die Leichenschau unverzüglich, d. h. ohne schuldhafte Verzögerung ausführen. Besteht bei Eintreffen vor Ort der Verdacht, dass die Person nicht verstorben, sondern sich in einer hilfsbedürftigen Notsituation befindet, darf sich der Hausarzt auch gewaltsam Zutritt verschaffen. Trotz der über den Tod hinaus geltenden Schweigepflicht besteht eine Auskunftspflicht gegenüber dem leichenschauenden Arzt und den Ermittlungsbehörden.

7 Feststellung des Todes

Die sichere Feststellung des Todes ist die erste und wichtigste Aufgabe bei der ärztlichen Leichenschau. Sie ist völlig unproblematisch, wenn sichere Todeszeichen (Totenstarre, Totenflecke, Fäulnis, mit dem Leben nicht zu vereinbarende Körperverletzungen) vorliegen. Mithilfe der folgenden Faktoren lässt sich der Ausfall der Vitalfunktionen sicher diagnostizieren:

- das Vorliegen sicherer Todeszeichen (Livores (Leichenflecken), Rigor (Leichenstarre), fortgeschrittene Leichenerscheinungen) bzw.
- vergebliche Reanimation von ca. 30 min Dauer, gesichert durch ein etwa 30-minütiges Null-Linien-EKG trotz adäquater Maßnahmen bei Ausschluss einer allgemeinen Unterkühlung bzw. Intoxikation mit zentral dämpfenden Medikamenten,
- Hirntod (nur unter klinischen Bedingungen bei assistierter Beatmung feststellbar),
- mit dem Leben nicht zu vereinbarende Körperverletzungen.

Totenflecke sind das als Folge des irreversiblen Herz-Kreislauf-Stillstandes am frühesten auftretende sichere Todeszeichen (Abb. 1). Mit dem irreversiblen Kreislaufstillstand senkt sich das Blut im Körper entsprechend dem hydrostatischen Druck, daher bilden sich Totenflecke immer in den

B. Madea und K. Weckbecker, *Todesfeststellung und Leichenschau für Hausärzte*,
https://doi.org/10.1007/978-3-662-61111-1_7

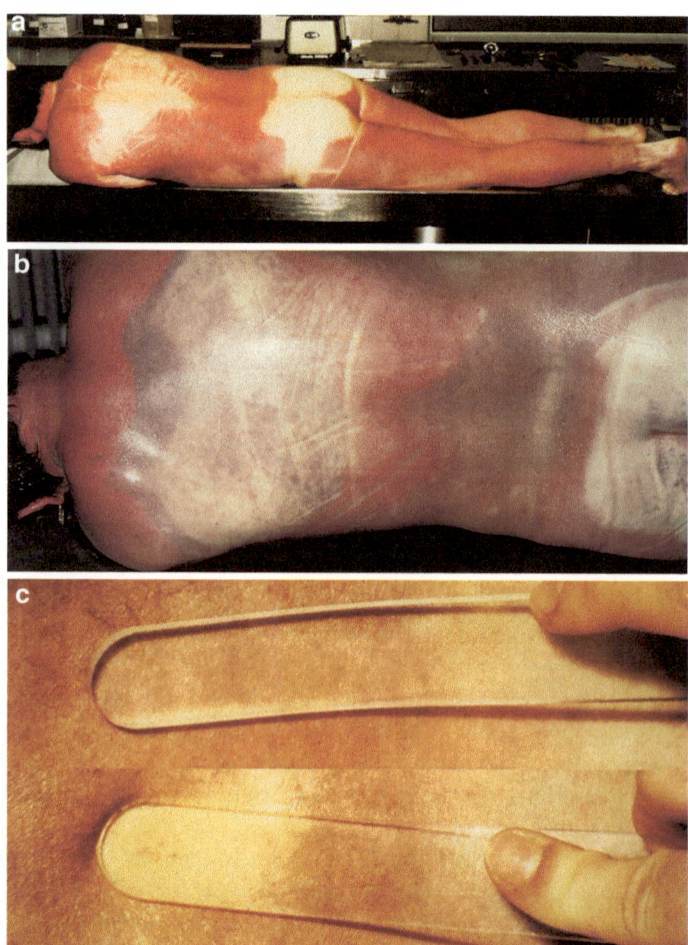

Abb. 1 Totenflecke der Körperrückseite von hellroter Farbe (Kälte), kräftiger Ausdehnung und Intensität mit Aussparung der Aufliegeflächen (**a**). Zonale Gliederung der Totenflecke mit teilweise blau-livider, teilweise hellroter Farbe (Reoxidationstotenflecke) (**b**). Frühpostmortal leichte Wegdrückbarkeit auf stumpfen Druck (Spatel), später postmortal Wegdrückbarkeit nur noch auf scharfkantigen Druck (Pinzettengriff oder -spitze) (**c**, **d**). Musterartige Aussparung der Totenflecke korrespondierend zur Lage von Textilgewebe (**e**). Zahlreiche Vibices im Bereich der Totenflecke (**f**)

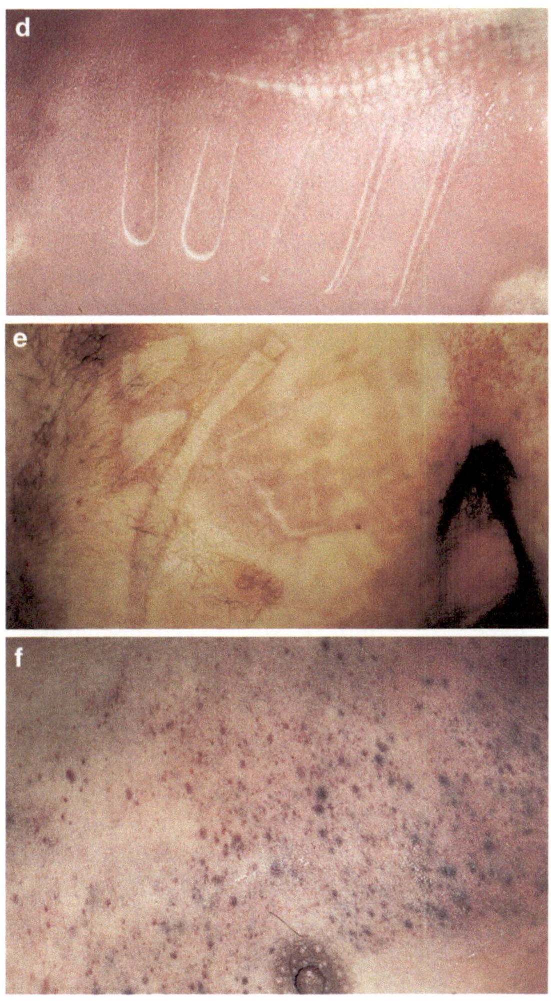

Abb. 1 (Fortsetzung)

„abhängigen" zuunterst liegenden Körperpartien. An Aufliegestellen kommt es zu einer Aussparung der Totenflecke. Die Ausbildung der Totenflecke beginnt mit dem Kreislaufstillstand, nach 30 min können sie als hellrötliche Flecken erkennbar sein, bei Rückenlage des Leichnams häufig zuerst in der Nackenregion. In den folgenden Stunden konfluieren sie, um nach gut einem halben Tag ihre größte Ausdehnung und Intensität erreicht zu haben. Bereits die Farbe der normalerweise lividen Totenflecke ist von diagnostischer Bedeutung (hellrote Totenflecke bei CO-Intoxikation). Die Phänomene Wegdrückbarkeit und Umlagerbarkeit nach Wenden der Leiche ergeben grobe Anhaltspunkte auf die Liegezeit (Wegdrückbarkeit auf Fingerdruck 10–20 h, Umlagerbarkeit etwa 10 h).

Die hausärztliche Leichenschau erfolgt in der Regel zeitnah nach dem Tod. Somit sind die Totenflecken zu diesem Zeitpunkt immer wegdrückbar. Trotzdem fällt es teilweise schwer, die Totenflecken von bereits beim Sterbenden beobachteten Hautveränderungen (sog. Kirchhofrosen – letale Staseerscheinungen in der Agonie) abzugrenzen.

Die zweite sichere Leichenerscheinung, die bei normaler Umgebungstemperatur und normalem Kräfte- und Ernährungszustand im Mittel drei bis vier Stunden post mortem eintritt, ist die *Totenstarre* (Abb. 2). Mit dem Todeseintritt kommt es zunächst zu einem Tonusverlust mit vollständiger Erschlaffung der Muskulatur. Die Totenstarre beginnt im Kiefergelenk nach etwa 2–4 h. Sie ist in der Regel nach 6–8 h voll ausgeprägt. Die Leichenstarre löst bei Zimmertemperatur nach ca. 2–3 Tagen. Vollständig gelöst ist sie in der Regel nach 3–4 Tagen, bei tiefer Umgebungstemperatur kann sie jedoch auch deutlich länger als eine Woche erhalten bleiben. Wird die Totenstarre gebrochen, kann es bis ca. acht bis zwölf Stunden post mortem zu einem Wiedereintritt der Starre kommen. Der Ausprägungsgrad der Totenstarre darf nie in nur einem Gelenk geprüft werden, sondern in zahlreichen Gelenken (Kiefer-, Ellenbogen-, Finger-, Hüftgelenke), um sich einen Eindruck vom Fortschreitungsgrad bzw. der Lösung der Totenstarre zu verschaffen.

So genannte unsichere Todeszeichen (Bewusstlosigkeit, Koma; Ausfall der Spontanatmung; keine Pulse tastbar; keine Herztöne wahrnehmbar; Areflexie; lichtstarre, weite Pupillen; Tonusverlust der Muskulatur) rechtfertigen für sich allein in keinem Fall die Feststellung des Todes. Vielmehr muss die

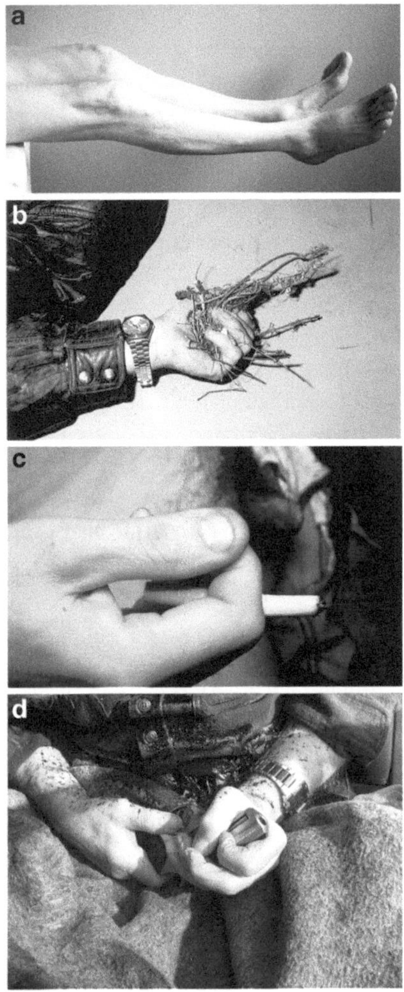

Abb. 2 Entgegen der Schwerkraft über der Aufliegefläche durch Starre fixierte Beine (**a**). Äste und Zweige in der Hand. Selbstrettungsversuch, nachdem er unter einem PKW eingequetscht war. Keine kataleptische Totenstarre oder „cadaveric spasm" (**b**). Über den Todeseintritt hinaus zwischen 2. und 3. Finger der rechten Hand fixierte Zigarette (**c**). In den Händen fixierte Waffe bei suizidaler Schussverletzung (**d**)

Irreversibilität des Ausfalls der Vitalfunktionen durch das Vorliegen sicherer Todeszeichen bzw. die vergebliche Reanimation von 30 min Dauer sichergestellt werden, gesichert durch ein 30-minütiges Nulllinien-EKG trotz adäquater Maßnahmen bei Ausschluss einer allgemeinen Unterkühlung bzw. Intoxikation mit zentral dämpfenden Medikamenten.

Besondere Vorsicht ist bei allgemeiner Unterkühlung geboten, da bei einer Körperkerntemperatur von ca. 30 °C eine Kältestarre auftreten kann, die jedoch differenzialdiagnostisch von Totenstarre einfach abzugrenzen ist: bei Totenstarre sind immer auch Totenflecke vorhanden, bei Kältestarre fehlen die Totenflecken. Daher gilt bei Verdacht auf allgemeine Unterkühlung der von Notärzten geprägte Merksatz: „Only a warm body is a dead body." In entsprechend gelagerten Fällen muss eine stationäre Einweisung erfolgen und erst bei einer Körperkerntemperatur über 35 °C und frustraner Reanimation über einen längeren Zeitraum kann der Tod festgestellt werden.

Fallbeispiel

Eine 63 Jahre alt gewordene Frau wurde am Rheinufer leblos aufgefunden (Abb. 3). Der sofort alarmierte Notarzt ging nach vermeintlicher Feststellung von Totenstarre

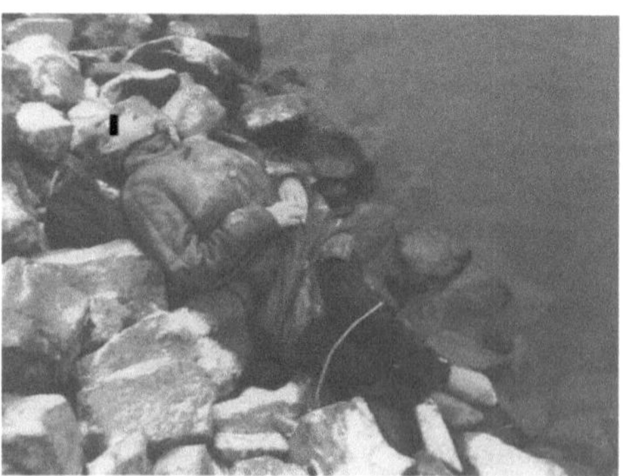

Abb. 3 Auffindesituation am Rheinufer in Bonn

aufgrund der Auffindesituation von einem nicht natürlichen Tod aus. Deswegen sah er von einer weiteren Entkleidung des „Leichnams" ab, da die Leichenschauverordnungen bei Hinweisen auf einen nicht natürlichen Tod vorsehen, die Leichenschau abzubrechen und die Polizei zu verständigen, um keine Spuren zu verwischen. Dies kann allerdings erst nach sicherer Feststellung des Todes gelten und hierzu hat der Arzt alle Maßnahmen am „Leichnam" durchzuführen, die einer sicheren Todesfeststellung dienen. Da bei Unterkühlung eine Totenstarre diagnostisch immer gegen Kältestarre abzugrenzen ist, muss auch bei Anhaltspunkten für einen nicht natürlichen Tod zumindest eine Teilentkleidung des Körpers erfolgen. Nur so können die Totenflecken dokumentiert werden. Bei der kriminalpolizeilichen „Leichenschau" wurden bei der 63 Jahre alt gewordenen Frau noch Lebenszeichen festgestellt, es trat jedoch noch am gleichen Abend der Tod ein. Todesursächlich war eine Intoxikation nach Einnahme verschiedener Psychopharmaka in Kombination mit Unterkühlung.

Die sichere Feststellung des Todes gelingt bei entsprechender Umsicht immer. Häufigste Ursachen einer Vita minima oder Vita reducta, mit bei oberflächlicher Untersuchung fälschlicher Attestierung eines Todes bei noch Lebenden, sind Intoxikationen mit zentral wirksamen Medikamenten in Kombination mit einer Unterkühlung. Von einer fälschlichen Attestierung des Todes sind überwiegend ältere Frauen betroffen. Retrospektive Analysen derartiger Fälle ergaben, dass der Arzt sich in keinem Fall die Mühe gemacht hatte, die leblos daliegenden Personen körperlich zu untersuchen. In derartigen Fällen eines fälschlich attestierten Todes wird regelmäßig ein staatsanwaltschaftliches Ermittlungsverfahren wegen des Verdachts der fahrlässigen Tötung eingeleitet.

Merke Die sichere Feststellung des Todes hat oberste Priorität. Auch wenn Hinweise auf einen nicht natürlichen Tod bestehen, darf die Leichenschau erst abgebrochen werden, wenn sichere Todeszeichen eindeutig nachgewiesen wurden. Besondere Sorgfalt ist bei unterkühlten Personen/Leichnamen und bei Intoxikationen geboten. Die fälschliche Attestierung des Todes bei einem Lebenden ist immer ein ärztlicher Behandlungsfehler, meist sogar ein grober Behandlungsfehler.

Feststellung der Todeszeit

8

Die Leichenschauformulare verlangen eine Feststellung des Todeszeitpunktes nach Tag, Monat, Jahr, Uhrzeit bis auf die Minute. Ist der Zeitpunkt des Todeseintritts durch Beobachtung, Monitoring, Bekundungen von Zeugen nicht dokumentiert, muss dieser eventuell (bei Totauffindung) aus dem Ausprägungsgrad der Leichenerscheinungen geschätzt werden (Tab. 1). In den Leichenschauformularen einiger Bundesländer finden sich zur Eingrenzung des Todeszeitintervalls auch folgende Angaben: „Zuletzt lebend gesehen …", „tot aufgefunden am …" bzw. „Sterbezeit …" Falls der Sterbezeitpunkt unbekannt ist bzw. die Leiche tot aufgefunden wurde, müssen Datum und Uhrzeit der Leichenauffindung dokumentiert werden. Bei Unsicherheiten empfehlen sich immer relativierende Angaben zur Todeszeit (Tab. 2). Dies gilt insbesondere für den quasi gleichzeitigen Tod naher Angehöriger, da hier erbrechtliche Konsequenzen bedeutsam sein können.

Fallbeispiel
Ein kinderloses Ehepaar kam bei einem Verkehrsunfall ums Leben. Der hinzugezogene Notdienstarzt wandte sich zuerst dem Mann zu und stellte bei ihm um 14.02 Uhr den Tod fest. Dann wandte er sich der Frau zu und stellte hier um 14.07 Uhr den Tod fest.

B. Madea und K. Weckbecker, *Todesfeststellung und Leichenschau für Hausärzte*,
https://doi.org/10.1007/978-3-662-61111-1_8

Tab. 1 Schätzung der Liegezeit eines Leichnams aus dem Grad von Leichenerscheinungen und supravitalen Reaktionen

Körperkerntemperatur
- Abfall der Körperkerntemperatur
(Tiefe Rektaltemperatur 8 cm oberhalb des Spincter ani) zunächst Temperaturplateau von 2–3 h Dauer
dann etwa 0,5–1,5 °C/h, abhängig von Umgebungstemperatur,
- Lagerung, Bekleidung, Bedeckung,
- Körperproportionen, Witterungsbedingungen
- Hornhauttrübung bei offenen Augen nach 45 min
- Hornhauttrübung bei geschlossenen Augen nach ca. 24 h

Totenflecke
- Beginn der Totenflecke am Hals nach 15–20 min
- Konfluktion ca. 1–2 h
- Volle Ausbildung der Totenflecke nach wenigen Stunden (ca. 6–8)
- Wegdrückbarkeit auf Fingerdruck ca. 10 h (10–20 hpm)
- Umlagerbarkeit ca. 10 h

Totenstarre
- Beginn der Totenstarre am Kiefergelenk nach 2–4 h
- Vollständig ausgeprägte Starre nach ca. 6–8 h
- Beginn der Lösung nach ca. 2–3 Tagen (stark abhängig von der Umgebungstemperatur)
- Wiedereintritt der Starre nach Brechen bis ca. 8 hpm
- Vollständige Lösung nach 3–4 Tagen, bei tiefer Umgebungstemperatur auch deutlich länger als 1 Woche erhalten

Mechanische Erregbarkeit der Skelettmuskulatur
- Fortgeleitete Kontraktion bis 1,5–2,5 hpm
- Lokale Kontraktion bis ca. 8 hpm

* hpm, Stunden postmortal

Würde man die Zeitpunkte der Protokollierung des Todes als „Todeszeitpunkt" werten, hätte die Ehefrau – sollten keine weiteren Verfügungen getroffen worden sein – in diesen wenigen Minuten ihren Ehemann beerbt und es wären jetzt nur mehr Angehörige ihrer Linie erbberechtigt. Daher sollten in derartigen Fällen relativierende Angaben zur Todeszeit gemacht werden und der Unfallzeitpunkt und der Zeitpunkt der Feststellung des Todes, der nicht dem Todeszeitpunkt entsprechen muss, protokolliert werden.

Tab. 2 Feststellung der Todeszeit/Fallgruppen

Bei Tod unter ärztlicher Überwachung
• Protokollierung des Zeitpunktes des beobachteten Herz- oder Kreislaufstillstandes
Bei Totauffindungen
• Eingrenzen des Todeszeitintervalls durch folgende Angaben:
– Zuletzt lebend gesehen am … bzw.
– Schätzung der Liegezeit aus dem Fortschreitungsgrad von Leichenerscheinungen
Bei durch Zeugen beobachtetem Todeseintritt mit kurzer Agonie
• Todeszeitpunkt nach Angaben von Angehörigen, Zeugen etc.
Vorsicht bei quasi gleichzeitigem Tod naher Angehöriger (etwa kinderloses Ehepaar)
Gute Dokumentation wegen möglicher erbrechtlicher Konsequenzen

Zur Schätzung der Liegezeit eines Leichnams sind von Bedeutung der Ausprägungsgrad von Leichenstarre und Totenflecken, darüber hinaus der Abfall der Körperkerntemperatur (tiefe Rektaltemperatur siehe Tab. 1).

Für zentralaxiale Temperaturen zeigt sich zunächst ein Temperaturplateau von zwei bis drei Stunden, danach fällt die tiefe Rektaltemperatur in Abhängigkeit von Bekleidung, Bedeckung, Körperproportion und Umgebungstemperatur um 0,5–1,5 °C pro Stunde ab. Zur Schätzung der Liegezeit eines Leichnams aus dem Abfall der Körperkerntemperatur ist ein Nomogramm entwickelt worden, das aus einfacher Messung von Rektaltemperatur, Umgebungstemperatur unter Berücksichtigung von Körpergewicht und weiteren Abkühlungsbedingungen eine Liegezeitschätzung erlaubt. Die Prüfung supravitaler Reaktionen (Kontraktion der Skelettmuskulatur auf elektrische Reizung, pharmakologische Erregbarkeit der Pupille) setzt fachärztlich rechtsmedizinisches Wissen voraus. Der idiomuskuläre Wulst kann dagegen von jedem Arzt einfach durch kräftiges Anschlagen des Musculus biceps brachii geprüft werden. Hierbei kommt es durch den externen Reiz des Anschlagens zu einer durch die noch im Muskel gespeicherten Energiereserven vermittelten Kontraktion des Muskels.

Der bekannte englische Rechtsmediziner Bernard Knight empfiehlt folgende „Faustregel“ für eine grobe Einschätzung der Liegezeit am Fundort bei gemäßigten klimatischen Verhältnissen:

- If the body feels warm and is flaccid (schlaff), it has been dead less than 3 h.
- If the body feels warm and is stiff, it has been dead from 3 to 8 h.
- If the body feels cold and is stiff, it has been dead from 8 to 36 h.
- If the body feels cold and is flaccid, it has been dead more than 36 h.

Knight fügt hinzu:

This crude estimate should never be used as a definite statement in legal proceedings, as it is only meant as a rough guide on the spot.

Eine weitere Faustregel lautet:

Quick Reference: Estimating TOD in Algor Mortis and Rigor Mortis

- Warm not stiff – Dead a couple of hours.
- Warm and stiff – Dead couple of hours to ½ a day.
- Cold an clammy – Dead 18 to 24 h.
- Cold and stiff – Dead ½ a day to 2 days.
- Cold not stiff – Dead more than 2 days.

Quick Reference: Rigor mortis

- It progresses in a head-to-foot direction and is usually complete in 8 to 12 h after death.
- Begins to disappear 18 to 36 h after death.
- In the average body rigor is completely gone within 48 to 60 h.

Wichtiger als eine allzu ehrgeizige Eingrenzung des Todeszeitintervalls ist eine zuverlässige Beschreibung des Ausprägungsgrades der Leichenerscheinungen.

In Fällen, bei denen die Liegezeit von Bedeutung ist, ist eine rechtsmedizinische Untersuchung des Leichenfundortes zu veranlassen, damit das gesamte zur Verfügung stehende Untersuchungsrepertoire zur Liegezeitschätzung zum Einsatz kommt. Hierfür sind die Ermittlungsbehörden verantwortlich.

Der Ausprägungsgrad der Leichenerscheinungen kann für die richtige kriminalistische Einschätzung eines Falles ausschlaggebend sein.

Fallbeispiel

Eine 90 Jahre alt gewordene Frau wurde nach Angaben ihres Sohnes, nachdem er morgens die Wohnung verlassen habe, gegen Mittag leblos aufgefunden. Gegenüber der alarmierten Hausärztin gab er an, dass sich seine immobile Mutter nach einer Hüftgelenksfraktur offensichtlich mit einer Messerstichverletzung des Brustkorbs suizidiert habe. Es fand sich in der Tat eine isolierte Messerstichverletzung des Brustkorbs (Abb. 1 und 2), jedoch keine sonst für einen Suizid typischen gruppierten Anstichelungen der Haut. Als Sterbezeitpunkt protokollierte die Hausärztin nach eigenen Feststellungen 13.10 Uhr. Zur Todesursache vermerkte sie im Leichenschauschein 1a als unmittelbare Todesursache: „Suizid durch Messerstich ins Herz, Zustand nach Endoprothese der Hüfte, Depression, Hypertonie, Vorhofflimmern, Schenkelhalsfraktur rechts.“ In der Epikrise vermerkte sie: „Selbsttötung durch Messerstich ins Herz“. Diese Angaben basierten auf den Angaben des Sohnes. Der Ausprägungsgrad der Leichenerscheinungen (Totenstarre in Lösung begriffen, nicht mehr wegdrückbare Totenflecke, Ausbildung von Fäulnisblasen, Angleichung der Körperkerntemperatur an die Umgebungstemperatur)

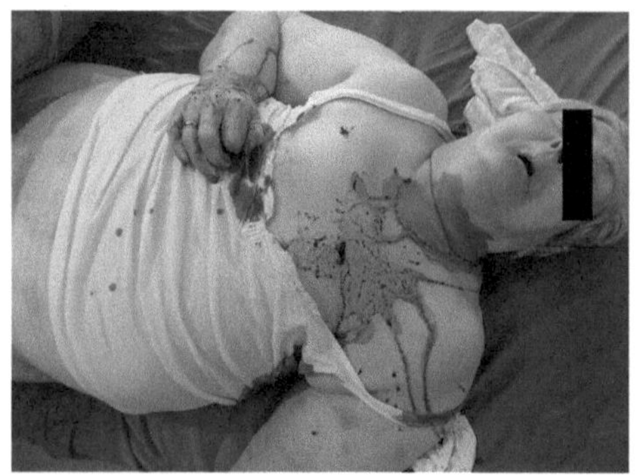

Abb. 1 Auffindesituation

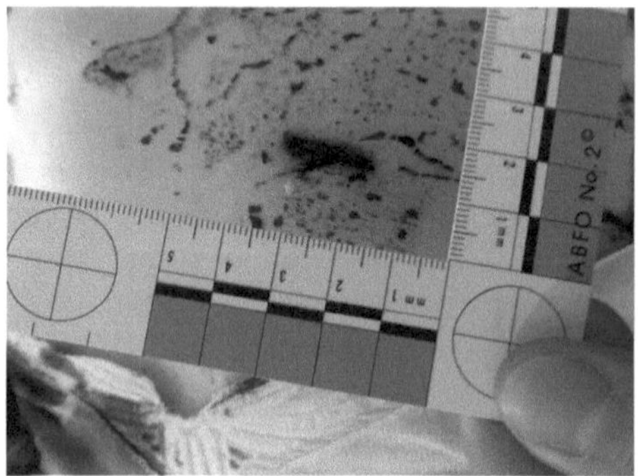

Abb. 2 Stichverletzung der linken Brust

schlossen nicht nur bereits eine Liegezeit von maximal fünf Stunden aus, sondern bewiesen eine Liegezeit von mehr als 30 h und waren Problemlos mit einer Tötung drei Tage vor Untersuchung der Leiche vereinbar.

Nachdem bei der Vernehmung des 56 Jahre alten Sohnes, der Zeit seines Lebens unter der Fuchtel der Mutter gestanden hatte, selbst beigebrachte Stich- und Schnittverletzungen festgestellt worden waren, gestand er, seine Mutter drei Tage vor Alarmierung der Hausärztin getötet zu haben.

Zwar war die Diagnose Suizid eindeutig eine Fehldiagnose. Der Ausprägungsgrad der Leichenerscheinungen schloss die von dem Sohn mitgeteilte Vorgeschichte von vornherein aus. Da aber die Hausärztin unverzüglich die Polizei informiert hatte, konnte dieses Delikt aufgeklärt werden.

Darüber hinaus war zu bedenken, dass der immobilen, bettlägerigen Mutter das verwendete Tatmesser nicht zugänglich war.

▶ **Merke** Der Hausarzt sollte den Todeszeitpunkt so weit dokumentieren, wie er ihn sicher nachvollziehen kann. Bei unklarem Todeszeitpunkt sollte der Hausarzt nicht über den Todeszeitraum spekulieren, sondern den Zustand des Leichnams detailliert beschreiben.

9 Qualifikation der Todesart

Die Qualifikation der Todesart (natürlich, nicht natürlich, ungeklärt) ist eine wichtige Aufgabe der hausärztlichen Leichenschau. Bei natürlicher Todesart erfolgt keine weitere Untersuchung des Leichnams oder der Todesursachen. Lediglich vor Einäscherungen wird eine zweite Leichenschau durchgeführt. Bei ungeklärter oder nicht natürlicher Todesart muss die Polizei verständigt werden. Diese ermittelt und die Staatsanwaltschaft entscheidet, ob das Verfahren fortgeführt oder eingestellt wird.

Wichtig ist, dass von Hausärzten nicht erwartet wird, dass sie die Todesart immer sicher feststellen können. Vielmehr sollen sie bereits bei Anhaltpunkten für äußere Einwirkungen die Ermittlungsbehörden benachrichtigen. Anhaltspunkte wie eine Platzwunde reichen hier aus. Es ist nicht Aufgabe des Hausarztes, diese Anhaltpunkte zu bewerten.

Fehlen solche Anhaltspunkte, prüft der Hausarzt in einem zweiten Schritt, ob die Todesart natürlich ist oder ob es ungeklärt ist, ob ein natürlicher oder ein nicht natürlicher Tod vorliegt. Auch hier reicht die Ungeklärtheit natürlicher vs. nicht natürlicher Tod aus. Die Klärung des Sachverhaltes ist nicht Aufgabe des Arztes. Die Frage der Todesart ist von der Frage der Todesursache klar abzugrenzen.

Diese Aufgaben des Arztes sind Laien, Angehörigen aber auch Pflegekräften nicht bewusst. So wird der Angehörige nicht verstehen, warum der Hausarzt bei einem Tot nach häuslichem

B. Madea und K. Weckbecker, *Todesfeststellung und Leichenschau für Hausärzte*,
https://doi.org/10.1007/978-3-662-61111-1_9

Sturz die Polizei verständigt. Der Laie würde die Polizei nur verständigen, wenn er eine Straftat vermutet und geht jetzt fälschlicherweise davon aus, dass der leichenschauende Arzt auf selber Grundlage handelt und eine Straftat annimmt. Dieses Unverständnis wird noch verstärkt, da die Staatsanwaltschaft bei einem häuslichen Sturz ohne Einwirkungen Dritter das Verfahren in der Regel einstellen wird. Der leichenschauende Arzt hat sich korrekt verhalten. Die Angehörigen werten die Einstellung des Verfahrens als Beweis dafür, dass die Benachrichtigung der Polizei durch den Hausarzt unnötig oder sogar falsch war.

Laut Todesursachenstatistik handelt es sich bei ca. 4 % aller Todesfälle um nicht natürliche Todesursachen (Abb. 1). Dabei entfallen ca. 10.000 Fälle auf Suizide, 6000 Todesfälle auf häusliche Unfälle, knapp 6000 Todesfälle auf Verkehrsunfälle, 526 Todesfälle auf tätliche Angriffe.

Es ist davon auszugehen, dass der nicht natürliche Tod um 33 % bis 50 % häufiger auftritt, als es die Bundesstatistik widerspiegelt und mit etwa 81.000 nicht natürlichen Todesfällen pro Jahr zu rechnen ist. Unter rechtsstaatlichen Gesichtspunkten besonders gravierend ist die Dunkelziffer durch die Ärztliche Leichenschau nicht entdeckter Tötungsdelikte; nach einer multizentrischen Studie ist davon auszugehen, dass ca. 1200 Tötungsdelikte pro Jahr in der Bundesrepublik Deutschland

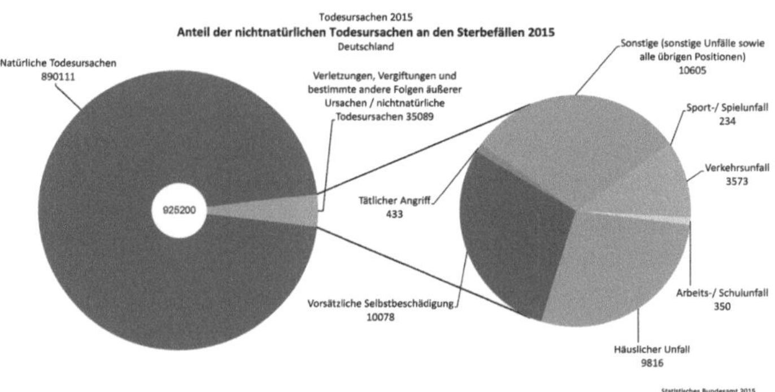

Abb. 1 Anteil der nicht natürlichen Todesursachen an den Sterbefällen 2015 in Deutschland. (Quelle: Statistisches Bundesamt 2015)

durch die Leichenschau nicht erkannt werden. Diese hohe Dunkelziffer findet immer wieder ihre Bestätigung durch Zufallsentdeckungen von Tötungsdelikten bzw. sogar Serientötungen (auch in Pflegeeinrichtungen und Krankenhäusern). 6 % der Klinikärzte attestieren regelmäßig – und nur – einen natürlichen Tod; 30 % kreuzen auch bei Gewalteinwirkung, Vergiftung, Suizid oder ärztlichem Eingriff einen natürlichen Tod an. Mit der Qualifikation der Todesart entscheidet der leichenschauende Arzt darüber, ob ein Todesfall überhaupt den Ermittlungsbehörden zur Kenntnis gelangt. Die Qualifikation der Todesart ist also eine außerordentlich verantwortungsvolle Aufgabe nicht nur hinsichtlich strafrechtlicher Aspekte (Aufdeckung von Tötungsdelikten), sondern auch im Hinblick auf Interessen der Hinterbliebenen (etwa Versorgungsanspruch nach einem tödlichen Unfall). „Natürlich" ist ein Tod aus innerer, krankhafter Ursache, bei dem der Verstorbene an einer bestimmt zu bezeichnenden Erkrankung gelitten hat und mit dem Ableben zu rechnen war; der Tod trat völlig unabhängig von rechtlich bedeutsamen äußeren Faktoren ein. Das Ableben war für Umstehende vorhersehbar. Voraussetzung für die Attestierung eines natürlichen Todes ist daher das Vorliegen eines anamnestisch bekannten, todesursächlichen Grundleidens mit quoad vitam schlechter Prognose. Bei einem Großteil der erwarteten Todesfälle im Krankenhaus sowie in der hausärztlichen Versorgung handelt es sich um natürliche Todesfälle.

„Nicht natürlich" ist demgegenüber ein Todesfall, der auf ein von außen verursachtes, ausgelöstes oder beeinflusstes Geschehen zurückzuführen ist, unabhängig davon, ob dieses selbst- oder fremdverschuldet ist. Nicht natürliche Todesfälle sind daher

- Gewalteinwirkungen
  - Unfälle (unabhängig davon ob selbst- oder fremdverschuldet)
  - Tötungsdelikte
- Vergiftungen
- Suizide

- Behandlungsfehler
- sowie tödlich verlaufende Folgezustände der ersten vier genannten Punkte.

Das Intervall zwischen einem am Anfang der zum Tode führenden Kausalkette stehenden äußeren Ereignis und dem letztendlichen Todeseintritt kann dabei beliebig lang sein, sogar mehrere Jahre betragen, ohne dass der ursächliche Zusammenhang unterbrochen wäre. Derartige postintervalläre Todesfälle, etwa nach Unfällen (Stürzen), sind als nicht natürlich zu qualifizieren.

Die Qualifikation der Todesart ist also eine außerordentlich verantwortungsvolle Aufgabe nicht nur hinsichtlich strafrechtlicher Aspekte (Aufdeckung von Tötungsdelikten), sondern auch im Hinblick auf Interessen der Hinterbliebenen (Ackerknecht 1967, 1950/1951; Althoff 1974; Barthel und Gaedke 2018) (Tab. 1).

Kann die Todesursache durch die Leichenschau nicht geklärt werden, bleibt dementsprechend auch die Todesart unklar.

Verschiedene Leichenschauverordnungen der Bundesländer sowie ein Musterentwurf für eine bundeseinheitliche Leichenschau der Bundesärztekammer sehen explizit vor, dass die Attestierung eines natürlichen Todes die Untersuchung des unbekleideten Leichnams voraussetzt. So heißt es beispielhaft in § 3 der Bayrischen Bestattungsverordnung: „…die Feststellung eines natürlichen Todes setzt in jedem Fall die Durchführung der Leichenschau an der vollständig entkleideten Leiche voraus.

Tab. 1 Qualifikation der Todesart. (Modif. nach Mattern 1991)

Natürlich	Nicht geklärt	Nicht natürlich
Verstorben an einer bestimmt zu bezeichnenden Krankheit aus innerer Ursache, deretwegen der Patient von einem Arzt behandelt worden ist; aufgrund des Grundleidens war das Ableben vorhersehbar	Todesursache durch Leichenschau unter Berücksichtigung der Anamnese nicht erkennbar	1. Gewalteinwirkung, Unfälle, Tötungsdelikte 2. Vergiftungen 3. Suizide 4. Behandlungsfehler 5. Tödlich verlaufende Folgezustände von 1.–4

Die Leichenschau an der vollständig entkleideten Leiche erfolgt unter Einbeziehung aller Körperregionen einschließlich aller Körperöffnungen, des Rückens und der behaarten Kopfhaut." So sinnvoll diese Forderung ist, unterliegt es andererseits keinem Zweifel, dass sie nahezu regelhaft nicht beachtet wird. Unterschreitet der Arzt allerdings den geforderten Sorgfaltsmaßstab, begeht er bereits eine Ordnungswidrigkeit. Andererseits kann nicht verkannt werden, dass die vollständige Entkleidung des Leichnams bei erwarteten Todesfällen im Krankenhaus keinen zusätzlichen Erkenntnisgewinn bringt bzw. den Leichenschauer vor objektive Probleme stellen kann (z. B. bei voll eingetretener Totenstarre, ohne dass Hilfspersonal vorhanden ist). Weiterhin wird bei dieser Forderung nicht zwischen erwarteten und nicht erwarteten Todesfällen unterschieden. Die Todesart ist nicht geklärt, wenn die Todesursache durch die Leichenschau auch unter Berücksichtigung der Anamnese nicht erkennbar ist. Die Attestierung eines natürlichen Todes setzt immer die Benennung einer klaren Todesursache voraus. Bedenklich ist in diesem Zusammenhang, dass ca. 50 bis 70 % der Ärzte bei Todesfällen nach Oberschenkelhalsfraktur, 20 % bei Tod unter Injektion und 30 bis 40 % bei Mors in tabula (Tod auf dem Operationstisch) einen natürlichen Tod bescheinigen.

Sind auf der einen Seite nicht natürliche Todesfälle in der amtlichen Statistik deutlich unterrepräsentiert, wird andererseits sowohl von niedergelassenen als auch von Notärzten von Beeinflussungsversuchen der Polizei auf Attestierung eines natürlichen Todes berichtet, obwohl keine Todesursache erkennbar ist und damit die Todesart zumindest als nicht geklärt qualifiziert werden müsste. So berichten 41 % niedergelassener Ärzte und 47 % der Notärzte von derartigen Beeinflussungsversuchen. Hintergrund dieser Beeinflussungsversuche ist, dass Ermittlungsbehörden den Begriff des nicht natürlichen Todes teleologisch verengt auffassen als Tod, bei dem das Vorliegen eines Fremdverschuldens infrage kommt. Bei Attestierung eines natürlichen Todes entfällt der Ermittlungsbedarf! Indizien mit Hinweischarakter auf einen nicht natürlichen Tod können sich aus Anamnese und Befunden ergeben: z. B. plötzlicher Tod ohne bekannte Vorerkrankung, prima facie erkennbare Unfälle und

Suizide, Auffindungssituation mit Fixerutensilien, Abschiedsbrief, etc. Befunde mit Hinweischarakter auf einen nicht natürlichen Tod sind Stauungsblutungen, Farbe der Totenflecke, Geruch der Lungenluft, Tablettenreste im Mundvorhof oder Mund (Suizid), Verletzungszeichen.

Untaugliche Kriterien für Hinweise auf einen natürlichen Tod sind das Alter, insbesondere wenn keine lebensbedrohlichen Vorerkrankungen bekannt sind. Auch das Fehlen sichtbarer Traumata reicht nicht aus, um einen natürlichen Tod zu attestieren, da diese sowohl bei spurenarmen Tötungsdelikten als auch bei anderweitigen nicht natürlichen Todesfällen fehlen.

Fehler und Täuschungsmöglichkeiten bei Qualifikation der Todesart sind auch abhängig vom Ort der Leichenschau: Bei Todesfällen außerhalb der Wohnung in der Öffentlichkeit ist in der Regel primär auch die Polizei zugegen, hier sollten keine Fehlattestierungen vorkommen.

Bei Todesfällen im Krankenhaus, insbesondere wenn der Patient hinreichend lange in ärztlicher Behandlung stand, sollte die Fehlerquote ebenfalls relativ gering sein; Problembereiche sind hier verkannte Kausalzusammenhänge zu (am Anfang der zum Tode führenden Kausalkette stehenden) Traumen und Todesfälle im Zusammenhang mit ärztlichen Maßnahmen. Aus dem stationären Bereich werden zudem immer wieder primär nicht erkannte Tötungsserien durch Ärzte oder Pflegepersonal berichtet.

Fehler und Täuschungsmöglichkeiten sind sicher am größten bei Durchführung der Leichenschau durch niedergelassene Ärzte in der Wohnung; typische Fehler sind Unerfahrenheit, Sorglosigkeit, unsorgfältige Durchführung der Leichenschau, Rücksichtnahme auf Angehörige. Hinzu kommen ggf. jedoch auch ungünstige äußere Bedingungen, schlechte Beleuchtung sowie schlichte Überforderung, ohne dass flexible Lösungsmöglichkeiten mit Herbeiziehung eines qualifizierten Leichenschauers gegeben wären.

Gerade niedergelassene Ärzte können sich hier in einer Interessenkollision befinden. Als behandelnde Ärzte auch der Angehörigen des Verstorbenen lösen sie bei Attestierung eines nicht geklärten Todes Ermittlungen aus, die die Angehörigen belasten. Gegenüber dem niedergelassenen Arzt befindet sich dagegen der Kliniker in einer geschützten Position. Der Tod ereignet sich im ärztlich dominierten Umfeld des Krankenhauses statt im privaten Umfeld.

Bundesweit gültige Legaldefinitionen der Begriffe natürlicher Tod bzw. nicht natürlicher Tod existieren nicht, obwohl die Frage nach der Todesart bei jeder Leichenschau zu beantworten ist.

Kann die Todesursache durch die Leichenschau nicht geklärt werden, bleibt dementsprechend auch die Todesart unklar. Bei nicht natürlichem Tod, nicht geklärter Todesart und unbekannter Identität des Verstorbenen ist die Polizei über den Todesfall zu informieren, damit zeitnah Ermittlungen aufgenommen werden können. Wichtig ist, dass sich Ärzte bei Qualifikation der Todesart nicht Pressionen der Ermittlungsbehörden auf Attestierung eines natürlichen Todes beugen, die aus arbeitsökonomischen Erwägungen vorkommen (bei natürlichem Tod muss nicht ermittelt werden). Grundsätzlich soll bei der Leichenschau nur das attestiert werden, was ärztlicherseits nach bestem Wissen festgestellt und beurkundet werden kann.

Aufgabe der Leichenschau ist es, spurenarme nicht natürliche Todesfälle zu erkennen. Spurenreiche nicht natürliche Todesfälle sollten durch die Leichenschau immer erkannt werden (Abb. 2). Bei spurenarmen kann dies wesentlich schwieriger sein und es

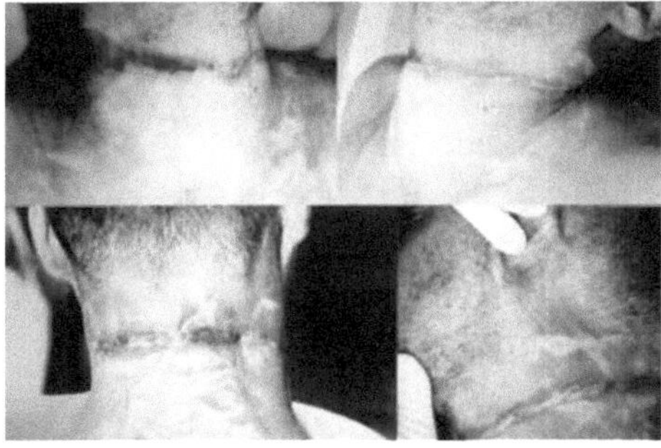

Abb. 2 Zirkuläre, horizontal verlaufende, überall gleich tief einschnürende Drosselmarke (Tötungsdelikt). Attestierung eines natürlichen Todes durch den Leichenbeschauer. Die Drosselmarke wurde erst anlässlich der amtsärztlichen Kremationsleichenschau erkannt

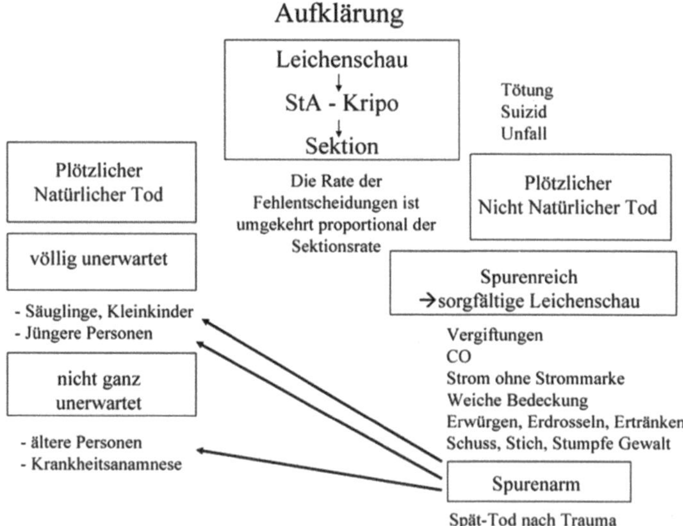

Abb. 3 Gefahr der Fehlinterpretation spurenarmer nicht natürlicher Todesfälle als unerwartete oder nicht ganz unerwartete natürliche Todesfälle. Spurenreiche nicht natürliche Todesfälle sollten durch eine Leichenschau immer aufgedeckt werden. Allgemein gilt, dass die Aufklärung nicht natürlicher Todesfälle sich proportional zur Dichte der Ermittlungen verhält. Die Rate der Fehlentscheidungen ist umgekehrt proportional der Sektionsrate. (In Anlehnung an C. Henßge)

besteht die Gefahr einer Fehlattestierung eines natürlichen Todes (Abb. 3). Durch eine sorgfältige Leichenschau können spurenarme Tötungsdelikte erkannt werden [7].

Fallbeispiel

Bei einer chronisch niereninsuffizienten Frau, die zweimal wöchentlich dialysiert wurde, wurde der Hausarzt zur Leichenschau gerufen. Ihm fiel ein dezentes Würgemal des Halses links unterhalb des Unterkiefers auf. Die Betroffene war von ihrem Ehemann erwürgt worden (Abb. 4). Ohne die Sorgfalt und Aufmerksamkeit des Hausarztes wäre dieses Tötungsdelikt nicht erkannt worden.

Gegebenenfalls muss sich die Leichenschau auch auf das Umfeld des Verstorbenen erstrecken, etwa um eine Blutungsquelle zu verifizieren.

Fallbeispiel

Der 86 Jahre alt gewordene Mann war wegen eines Prostatakarzinoms stationär behandelt worden und dann in hausärztliche Betreuung entlassen worden. Er hatte verfügt, nicht mehr stationär eingewiesen zu werden. Der Hausarzt wurde zur Leichenschau gerufen und attestierte zunächst einen natürlichen Tod infolge „Blutsturz", obwohl das Punctum maximum der Blutung im Bereich des linken Unterarmes lag und nicht im Bereich der Atemöffnungen (Abb. 5a, b). Erst beim Einsargen entdeckte der Bestatter die Schnittverletzung des linken Handgelenkes und fand im Bett das für den Suizid durch Pulsaderschnitt benutzte Messer vor. Die Staatsanwaltschaft ermittelte gegen den Hausarzt wegen Verdachts der fahrlässigen Tötung.

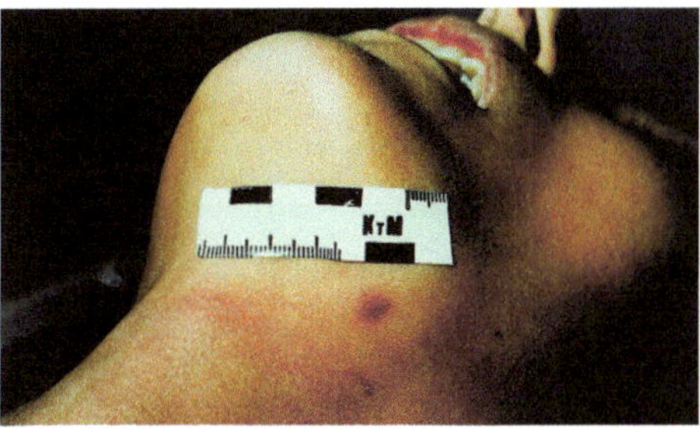

Abb. 4 Ganz dezente Würgemale des Halses mit einer Hautrötung unterhalb des linken Unterkieferkörpers. Vorbestehendes Grundleiden: Niereninsuffizienz mit arteriovenöser Fistel des linken Unterarmes. *Cave:* Bei vorbestehenden Organerkrankungen und nur geringen Verletzungszeichen Gefahr der Fehlinterpretation und fälschlicher Attestierung eines natürlichen Todes

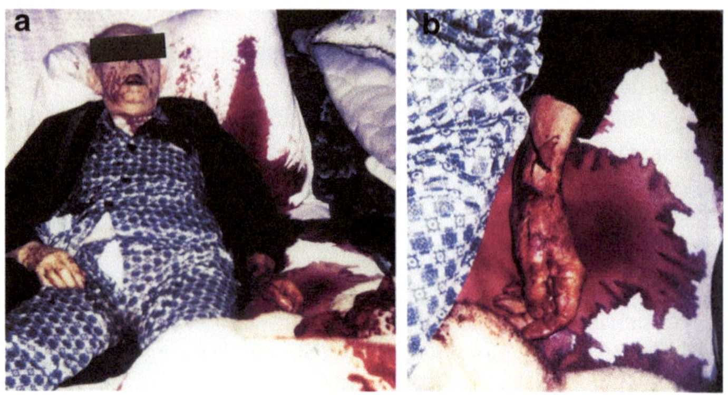

Abb. 5 **a** und **b** Suizid mittels Pulsaderschnitt, vom Hausarzt wurde zunächst natürlicher Tod infolge Blutsturz bescheinigt

Fallbeispiel

Bei einem 6 Monate alten Säugling wurde als unmittelbare Todesursache

(1a) Urämie angegeben mit einer Zeitdauer von 5 Tagen.

Die Urämie sei Folge (1b) einer terminalen Niereninsuffizienz durch ausgeprägte intestinale Blutung und Nierenblutung bei Schock unklarer Genese mit disseminierter intravasaler Gerinnung.

Grundleiden sei ein Zustand nach Reanimation bei Schock.

Was den reanimationspflichtigen Zustand verursacht habe blieb unklar, gleichwohl wurde fälschlich ein natürlicher Tod bescheinigt.

Fallbeispiel

Bei einer 89 Jahre alt gewordenen Frau wurde als unmittelbare Todesursache angegeben: (Ia) Maligne Herzrhythmusstörung als Folge von (Ib) Zentralgesteuerter Hypoxie. Ursächlich hierfür (Ic) Chronisches Subduralhämatom links. Unter (II) wurde angegeben Verdacht auf Aspirationspneumonie. In der Epikrise hieß es: Sturzereignis mit chronischem subduralem Hämatom links mit frischen Anteilen und Schenkelhalsfraktur rechts, Trepanation und Kraniotomie im Verlauf, Aspirationspneumonie, bei fehlender klinischer Besserung Angehörigengespräch und Entscheidung zur Palliation.

Sowohl die angegebene Todesursachenkaskade als auch die Qualifikation der Todesart sind falsch. Letztendliche Todesursache ist das raumverdrängende subdurale Hämatom nach Sturzereignis mit Schenkelhalsfraktur und die Todesart ist nicht natürlich.

Merke Der Hausarzt ist verpflichtet, bereits bei Hinweisen auf einen nicht natürlichen Tod oder bei ungeklärter Todesart die Polizei zu verständigen. Eine ungeklärte Todesart ist dann zu dokumentieren, wenn aufgrund der Leichenschau nicht festzustellen ist, ob die Todesart natürlich oder nicht natürlich ist. Der Begriff „ungeklärt“ bezieht sich auf die Todesart und nicht auf die getrennt zu bewertende wahrscheinliche Todesursache. In bestimmten Situationen (Kinder, gleichzeitiges Versterben mehrerer Personen, Menschen ohne Grunderkrankung, überraschende Todesfälle auch im hohen Alter u. a. m.) wird der Hausarzt in der Regel die Todesart „ungeklärt“ klassifizieren. Es ist nicht Aufgabe des leichenschauenden Arztes zu ermitteln.

Feststellung der Todesursache

10

Während die Qualifikation der Todesart der Rechtssicherheit (Erkennung nicht natürlicher, insbesondere durch dritte Hand verursachter gewaltsamer Todesfälle) dient, erfüllt der Arzt mit den Angaben zu Grundleiden und Todesursache primär medizinische, für die Todesursachenstatistik unverzichtbare Aufgaben. Im vertraulichen Teil der Leichenschauformulare ist unter der Rubrik „Todesursache" der Krankheitsverlauf in einer Kausalkette zu dokumentieren. Der entsprechende Teil der Todesbescheinigung richtet sich nach dem Muster der Weltgesundheitsorganisation (WHO) (Ackerknecht 1967; Becker et al. 1997; Berg 1984, 1992, Berg and Ditt 1984) (Abb. 1) aus. Dabei ist in Zeile (Ia) die unmittelbare Todesursache anzugeben, in den Zeilen (Ib) und (Ic) die vorangegangenen Ursachen – Krankheiten, die die unmittelbare Todesursache unter (Ia) herbeigeführt haben, mit der ursprünglichen Ursache (Grundleiden) an letzter Stelle. Schließlich sind in Zeile (II) andere wesentliche, mit zum Tode führende Krankheiten ohne Zusammenhang mit dem Grundleiden anzuführen. Beim Grundleiden handelt es sich um die zum Tode führende Erkrankung, bei der letztendlichen Todesursache (Ia) um die Art des Todeseintritts bei einem bestimmten Grundleiden.

Das Grundleiden ist vor allem von statistischer Bedeutung: Wie viele Menschen sterben an einer bestimmten Erkrankung; demgegenüber gibt die letztendliche Todesursache Auskunft

B. Madea und K. Weckbecker, *Todesfeststellung und Leichenschau für Hausärzte*,
https://doi.org/10.1007/978-3-662-61111-1_10

Internationales Formblatt der ärztlichen Todesursachenbescheinigung

Todesursache		Ungefähre Zeitspanne zwischen Beginn der Krankheit und Tod
I	a)__________	__________
Direkt zum Tode führende Krankheit (oder Zustand)*)	bedingt durch (Folge von) b)__________	__________
	bedingt durch (Folge von) c)__________	__________
Vorausgegangene Ursachen Krankheitszustände, welche zu der oben angeführten Ursache geführt haben, mit der ursprünglichen Ursache an letzter Stelle	bedingt durch (Folge von) d)__________ Grundleiden	__________
II Andere wesentliche Krankheitszustände, die zum Tode beigetragen haben, ohne mit der Krankheit selbst oder mit dem die Krankheit verursachenden Zustand im Zusammenhang zu stehen.	__________ __________	__________ __________
*) Hierunter fällt nicht die Art des Todeseintritts, wie z. B. Herz-Kreislaufversagen, Atemstillstand usw. sondern die Krankheit, Verletzung oder Komplikation, welche den Tod herbeiführt.		

Abb. 1 Internationales Formblatt der Ärztlichen Todesbescheinigung

darüber, woran Menschen, die an einer bestimmten Krankheit leiden, sterben.

Der Anteil der Sterbefälle in den großen Krankheitsgruppen ist in Abb. 2 dargestellt.

Weiterhin ist jeweils die ungefähre Zeitspanne zwischen Beginn der Krankheit und dem Tod anzugeben. Diese Zeitspanne dient einer inneren Plausibilitätskontrolle für die Richtigkeit der Todesursachenkaskade vom Grundleiden zur Todesursache.

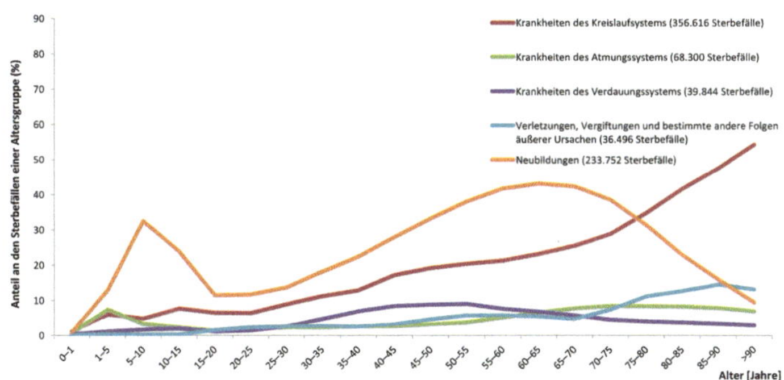

Abb. 2 Sterbefälle in den großen Krankheitsgruppen in Abhängigkeit vom Sterbealter laut Todesursachenstatistik 2015. (Quelle: Statistisches Bundesamt)

Eine formal richtig gestaltete Todesursachenkaskade, die von der unmittelbaren Todesursache zum Grundleiden zurückführt, wäre beispielsweise:

(la) Ösophagusvarizenblutung als Folge von
(lb) Pfortaderstauung als Folge von
(lc) alkoholischer Leberzirrhose (Grundleiden)
(ll) Diabetes mellitus.

Ein 63 Jahre alt gewordener Mann mit chronischen Duodenalulzera stirbt einige Tage nach Operation einer Duodenalperforation an einer postoperativen Peritonitis, zudem bestand ein Bronchialkarzinom. Die Todesursachenkaskade wäre folgendermaßen anzugeben:

(la) Peritonitis (3 Tage)
(lb) Perforation eines Duodenalulkus (1 Woche)
(lc) chronisches Duodenalulkus (4 Jahre)
(ll) Kleinzelliges Bronchialkarzinom des linken Lungenunterlappens.

Dieser Fall verdeutlicht zugleich, dass die Todesursachenkaskade vollständig anders ausgesehen hätte, wenn die Peritonitis überlebt worden wäre. Dann wäre der Patient vermutlich einige Jahre später infolge allgemeiner Metastasierung, Tumoranämie und Tumorkachexie seinem Bronchialkarzinom erlegen, das chronische Duodenalulkus würde unter II aufgeführt.

Bleibt die Todesursache durch die Leichenschau unklar und ist vom vorbehandelnden Arzt keine Anamnese erfragbar, ist dies entsprechend im Leichenschauschein zu vermerken, damit ein behördliches Todesermittlungsverfahren in Gang kommen kann (Meldung an die Polizei, da Todesursache und Todesart unklar).

Auch nach Empfehlungen des Statistischen Bundesamtes ist – sollte nichts Genaues bekannt sein – die Angabe „Todesursache unbekannt“ einer vagen Spekulation vorzuziehen. Keinesfalls sollen in die Todesursachenkaskade von Grundleiden zur letztendlichen Todesursache funktionelle Endzustände, die konstitutiver Bestandteil jedes Sterbeprozesses sind, eingetragen werden, wie Herzstillstand, Atemstillstand, elektromechanische Entkoppelung, Hirnversagen.

Fallbeispiel

Eine 33-jährige Frau wird leblos von den Angehörigen in ihrer verschlossenen Wohnung in Rückenlage im Flur aufgefunden, nachdem sie sich seit dem Vortag nicht mehr gemeldet hatte.

Befunde: Übergewicht, obere Einflussstauung mit livider Verfärbung der Haut von Hals und Gesicht.

Der hinzugezogene niedergelassene Arzt des Kassenärztlichen Notdienstes (Fachrichtung: Psychotherapie) qualifizierte die Todesart als nicht geklärt. Zur Todesursache gab er an:

(1a) Zerebrale Hypoxie
(1b) Herzstillstand
(1c) Verdacht auf Lungenembolie

Diese Todesursachenkaskade ist unsinnig, da eine zerebrale Hypoxie grundsätzlich Folge eines Herz- oder Atemstillstandes ist und ein „Herzstillstand“ konstitutiver Bestandteil jedes Sterbeprozesses ist.

Obwohl in nahezu allen Leichenschauformularen explizit angegeben ist, dass zur Todesursache keine funktionellen Endzustände wie Atemstillstand, Herz-Kreislauf-Versagen usw. angegeben werden sollen, da diese konstitutiver Bestandteil jedes Sterbeprozesses sind, findet man häufig nichtssagende „Diagnosen“ wie „Kreislaufstillstand, Herzversagen, Atemstillstand, Lebensalter usw.“, insbesondere bei ambulant verstorbenen Patienten. Hierbei handelt es sich um terminale Ereignisse (Tab. 1), die im Gegensatz zu unspezifischen physiologischen und anatomischen Veränderungen nicht als Todesursache in Betracht kommen. Derartige Angaben sind weder eine verlässliche Basis zur Qualifikation der Todesart noch von Wert für die Todesursachenstatistik. Letzte mittelbare Todesursachen können differenziert werden in organgebundene und nicht organgebundene. Eine Übersicht gibt Tab. 2. Empfehlungen des statistischen Bundesamtes zur Benennung von Todesursachen finden sich in Tab. 3.

Bei Würdigung von Befunden hinsichtlich ihrer todesursächlichen Dignität sind *harte Todesursachen* von *weichen Todesursachen* zu differenzieren. Harte Todesursachen liegen dann vor, wenn Grundleiden und unmittelbare Todesursache eng miteinander verbunden sind, sie in kurzer zeitlicher Aufeinanderfolge eintreten und ein enger zeitlicher Zusammenhang besteht. Ein typisches Beispiel wäre der Myokardinfarkt, der innerhalb weniger Tage über eine Herzruptur zur tödlichen Herzbeuteltamponade führt. Schwieriger wird es, wenn das Grundleiden zwar klar zu definieren ist, also eine harte Diagnose darstellt, das letztendlich todesursächliche Ereignis jedoch über verschiedene pathogenetische Endstrecken eintritt: etwa eine chronisch myeloische Leukämie über eine Soorsepsis und intestinale Blutung zum Kreislaufversagen (Volumenmangelschock) führt.

Tab. 1 Beispiele für Todesmechanismen (terminale Ereignisse und unspezifische physiologische Veränderungen) und unspezifische anatomische Prozesse und ihre Beziehungen zur unmittelbaren und mittelbaren Todesursache. (Nach Hanzlick 2006)

Mechanismen: Terminale Ereignisse[a]	Mechanismen: Unspezifische physiologische Veränderungen[b]	Mechanismen: Unspezifische anatomische Veränderungen[c]
Asystolie Herzstillstand Herz-Atemstillstand Elektromechanische Entkoppelung Atemstillstand Kammerflimmern	Arrhythmie Gerinnungsstörungen Koma Kongestives Herzversagen Dehydrierung Dysrhythmie Blutverlust Hepatische Enzephalopathie Leberversagen Hyperkalzämie Hypertension Ketoazidose Multiorganversagen Pneumothorax Portale Hypertension Lungenversagen Nierenversagen Sepsis	Akuter Myokardinfarkt Anoxische Enzephalopathie Darmverschluss Zirrhose Epidurales Hämatom Gastrointestinale Blutung Hämoperikard Hämatothorax Peritonitis Pneumonie Lungenthrombembolismus Subarachnoidalblutung Subdurale Blutung

[a]terminale Ereignisse haben in der Todesbescheinigung nichts zu suchen
[b, c]kommen als Grundleiden und Todesursache in Betracht

Bei den Eintragungen zur Todesursache sollten sich auch niedergelassene Kollegen, insbesondere, wenn es sich um mehrfaktorielle Sterbeprozesse handelt, an Graduierungen von Befunden hinsichtlich ihrer todesursächlichen Dignität, wie sie seit Richter in der Rechtsmedizin seit mehr als 100 Jahren üblich sind, orientieren. Nach Richter werden Obduktionsbefunde (analog klinische Befunde) in drei Gruppen eingeteilt:

Tab. 2 Letzte mittelbare Todesursache. (Nach Feyrter 1946)

1. Organgebundene Todesursachen *Atmungsorgane:* Pneumonie, Lungengangrän, Pleuritis, Pleuraempyem, Pneumothorax, Pyopneumothorax, Infarkt *Kreislauforgane:* Koronarthrombose, Herzbeuteltamponade, Koronarinsuffizienz, Myokarditis. Bei organischen Erkrankungen des Herzens, z. B. Endokarditis, Hypertonikerherz, Herzhypertrophie bei Mesaortitis, Cor pulmonale, Concretio cordis *Zentralnervensystem* (zerebraler Tod): Hirnblutung, Hirnerweichung, Hirnerschütterung, Hirnquetschung, Hirnschwellung, Hirnödem, Enzephalitis, Status epilepticus, Leptomeningitis, Pachymeningitis, subdurales Hämatom *Gastrointestinaltrakt:* Ileus, Peritonitis. Kinder: Gastroenteritis, Enterokolitis, Intoxikation, Dyspepsie, Dystrophie, Atrophie *Leber:* Coma hepaticum *Bauchspeicheldrüse:* Coma diabeticum, hypoglykämisches Koma, hämorrhagische Pankreasnekrose *Nieren:* Urämie, Urosepsis
2. Nicht organgebundene Todesursachen *Tödliche Embolien:* Thrombembolien, insbesondere Pulmonalembolie, Fettembolie, Luftembolie *Verblutung,* innere und äußere, z. B. Hämoptoe, Melaena, Hämothorax, Hämaskos *Sepsis:* infolge Phlegmone und dergleichen, Pyämie, allgemeine Miliartuberkulose, Urosepsis, siehe auch Urämie
3. Besondere letzte mittelbare Todesursachen *Mit dem Leben unvereinbare Fehlbildungen:* z. B. Aplasie des Gehirns, Anencephalus *Besondere Todesursachen der Frucht und des Neugeborenen:* intrauterine Asphyxie mit/ohne Aspiration von Fruchtwasser, Chorioamnionitis, dystrophes Frühgeborenes

- Gruppe 1: Befunde, die aufgrund ihres Schweregrades und ihrer Lokalisation für sich allein und ohne Einschränkung den Tod eines Menschen erklären, z. B. rupturiertes Hirnbasisaneurysma mit Subarachnoidalblutung oder rupturierter Myokardinfarkt mit Herzbeuteltamponade.
- Gruppe 2: Organveränderungen, die den Tod erklären, aber nicht die Plötzlichkeit des Todeseintritts. Hinzu

Tab. 3 Statistisches Bundesamt – Empfehlungen zur Angabe der Todesursache

Todesursachen – Beispiele und wichtige Aspekte	
Pneumonie	Primär, hypostatisch, Aspiration, zugrunde liegende Ursache
	Erreger
	Sofern Folge von Immobilität oder Debilität, die Ursache für die Immobilität oder Debilität
Infektion	Primär oder sekundär, Erreger
	Sofern primär – bakteriell oder viral
	Sofern sekundär – nähere Angaben zum primären Infekt
HWI	Lokalisation im Harntrakt, Erreger, zugrunde liegende Ursache
	Sofern Folge von Immobilität oder Debilität, die Ursache für die Immobilität oder Debilität
Nierenversagen	Akut, chronisch oder terminal, zugrunde liegende Ursache, z. B. Hypertonie, Arteriosklerose, Herzerkrankung
	Sofern Folge von Immobilität oder Debilität, die Ursache für die Immobilität oder Debilität
Hepatitis	Akut oder chronisch, alkoholbedingt Sofern viral – Typ (A, B, C, D oder E)
Infarkt	Arteriosklerotisch, durch Thrombose oder Embolie
Thrombose	Arteriell oder venös – nenne das Gefäß
	Intrakranieller Sinus – eitrig, nicht eitrig, venös (welche Vene)
	Postoperativ oder bei Immobilisierung – Krankheit, die Anlass für die OP oder die Immobilisierung war

(Fortsetzung)

Tab. 3 (Fortsetzung)

Todesursachen – Beispiele und wichtige Aspekte	
Lungenembolie	Sofern jünger als 75 Jahre – Ursache Postoperativ – Krankheit, die Anlass für die OP oder die Immobilisierung war
Leukämie	Akut/subakut/chronisch,
	Lymphatisch/myeloisch/monozytär
Alkohol/Arzneimittel/Betäubungs-mittel	Längerer Abusus oder einfach Gebrauch
	Abhängigkeit
Komplikation eines operativen Eingriffs	Krankheit, die Anlass für die Operation war
Demenz	Ursache (z. B. senil, Alzheimer, Multiinfarkt)
Unfalltod	Nähere Umstände (z. B. Radfahrer von Auto erfasst)
	Unfall, suizidal, tätlicher Angriff oder Umstände unbestimmt,
	Unfallort (z. B. Straße, Wohnhaus…) und ggf. Tätigkeit zum Zeitpunkt des Todes (Golf, Kinobesuch, Berufsausübung…)
Tumor	Benigne, maligne, Lokalisation, Metastasen

tritt eine äußere und innere Gelegenheitsursache in Form von innerer Disposition oder äußeren Geschehnissen. Ein Beispiel wäre die akute Koronarinsuffizienz. Ihr morphologisches Substrat, die schwere Arteriosklerose, bestand zweifellos auch bereits am Tag zuvor, eine äußere Belastung wie körperliche Arbeit bei schwülem Wetter ist jedoch das hinzutretende äußere Ereignis für den Todeseintritt zum gegebenen Zeitpunkt.

- Gruppe 3: Todesfälle, bei denen trotz sorgsamster Untersuchung keine Todesursache aufzufinden ist.

Wichtig ist darüber hinaus die Differenzierung zwischen „erwarteten“ und „nicht erwarteten“ Todesfällen. Das Feld Epikrise in der Todesbescheinigung ist geeignet, um die Differenzierung „erwarteter“ versus „nichterwarteter“ Tod zu dokumentieren.

Bei „erwarteten“ Todesfällen sollte immer die Angabe einer Todesursachenkaskade möglich sein oder es sollten gegebenenfalls alle ärztlichen Diagnosen im Sinne eines „Summationstodes“ aufgelistet werden.

In der Pathologie und Rechtsmedizin hat sich auf der Basis autoptischer Befunde die Rekonstruktion von „Sterbenstypen“ als außerordentlich hilfreich erwiesen, die sich für den klinisch tätigen Kollegen ebenso aus dem klinischen Bild unter Einbeziehung aller mittels Zusatzuntersuchungen gewonnener Befunde anbietet. Aus morphologischen Befunden, analog aus klinischen Daten, der Verfolgung der Krankheitsgeschichte, der Entwicklung von Krankheiten zum Tode, wurden anhand verschiedener Obduktionskollektive folgende Sterbenstypen abgegrenzt, die auch als „thanatologische Brücke zwischen Grundleiden und Todesursache“ bezeichnet werden (Abb. 3):

1. Beim *linearen Sterbenstyp* liegen Grundleiden und Todesursache in einem Organsystem.
2. Beim *divergierenden Sterbenstyp* liegt zwar ein organspezifisches Grundleiden, jedoch eine organunspezifische Todesursache vor.
3. Beim *konvergierenden Sterbenstyp* führen in verschiedenen Organsystemen gelegene Grundleiden über eine gemeinsame pathogenetische Endstrecke zum Tod.
4. Der *komplexe Sterbenstyp* ist charakterisiert durch in verschiedenen Organsystemen liegenden Grundleiden mit mehreren organspezifischen Todesursachen.

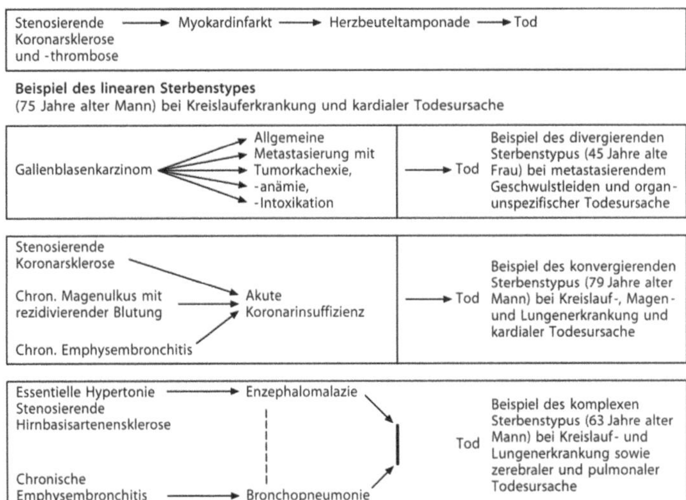

Abb. 3 Sterbenstypen nach Leiss. Beispiel für linearen, divergierenden, konvergierenden und komplexen Sterbenstypus. (Nach Leiss 1982 sowie Thieke und Nizze 1988, aus Madea und Schmidt 1995)

An einem klinischen Obduktionsgut im Institut für Pathologie der Universität Rostock wurde die Verteilung der Sterbenstypen evaluiert. Danach liegen lineare Sterbenstypen mit 34 % vor divergierenden (29,7 %), konvergierenden (28,9 %) und komplexen (7,4 %).

Bei zunehmend multifaktoriellen Sterbeprozessen dürfte inzwischen der Anteil komplexer Sterbenstypen zugenommen haben. Auch wenn aus Sicht des Hausarztes in diesen Fällen ungeklärt ist, welche der verschiedenen Grunderkrankungen zum Tode geführt hat, ist dies nicht mit der ungeklärten **Todesart** zu verwechseln. Bei konkurrierenden natürlichen Todes**ursachen** und damit auch konkurrierenden Kausalketten sollte der Hausarzt die aus seiner Sicht wahrscheinlichste Variante als Todesursache dokumentieren. Schließlich besitzen verschiedene Krankheitsentitäten und ihr morphologisches Substrat eine unterschiedliche Validität als Todesursache (Tab. 4).

Tab. 4 Validität morphologischer Befunde zur Todesursache bei plötzlichen kardialen Todesfällen. (Nach Basso et al. 2001)

Sicher	Sehr wahrscheinlich	Unsicher
Massive Lungenthrombembolie	Stabiler arteriosklerostischer Plaque mit einer Stenose des Koronarlumens >75 % mit oder ohne Infarkt	Ursprungsanomalien der Koronararterien (RCA aus dem linken Sinus, LCA aus dem rechten Sinus ohne intratrunkalen Verlauf, LCX aus dem rechten Sinus oder der RCA, hoher Ursprung oberhalb der Aortensinus, fibromuskuläre Dysplasie, intramurale small vessel disease)
Hämoperikard aufgrund Aorten- oder Herzruptur	Anormaler Ursprung der linken Herzkranzarterie aus dem rechten Sinus und intertrunkaler Verlauf	Intra-myokardialer Verlauf von Koronararterien („myocardial bridging“)
Ruptur eines Papillarmuskels der Mitralklappe oder der Chordae tendineae mit akuter Mitralinsuffizienz und Lungenödem	Kardiomyopathien (hypertrophe, arrhythmogene, dilatative, andere)	Fokale Myokarditis, hypertensive Herzkerkrankung, idiopathische linksventrikuläre Hypertrophie
Akuter Koronarverschluss aufgrund Thrombose, Dissektion oder Embolie	Myxoide Degeneration der Mitralklappe mit Mitralklappenprolaps mit Dilatation des Vorhofs und linksventrikulärer Hypertrophie	Myxoide Degeneration der Mitralklappe mit Prolaps, ohne Dilatation des Vorhofs oder linksventrikuläre Hypertrophie
Anormaler Ursprung einer Koronararterie aus der Arteria pulmonalis	Aortenstenose mit linksventrikulärer Hypertrophie	Dystrophe Kalzifizierung des Septum membranaceum (±Mitral- Aortenklappen-Anulus)

(Fortsetzung)

Tab. 4 (Fortsetzung)

Sicher	Sehr wahrscheinlich	Unsicher
Tumor/Thrombus mit Obstruktion einer Herzklappe	Im EKG dokumentierte Prä-Exzitations-Syndrome (Wolff–Parkinson–White Syndrom, Lown-Ganong-Levine Syndrom)	Vorhofseptumlipom
Thrombotischer Verschluss einer Klappenprothese	Im EKG dokumentierte sinoatriale Überleitungsstörungen (AV Block)	Erkrankungen des Erregungsleitungssystems ohne Dokumentation im EKG, zystischer Tumor des AV-Knotens ohne Dokumentation im EKG
Lazeration/Dehiszenz/paravalvuläres Leck einer Klappenprothese mit akuter Klappeninsuffizienz	Operierte kongenitale Vitien	Kongenitale Herzerkrankung, nicht operiert, mit oder ohne Eisenmenger Syndrom
Akute massive Myokarditis		

AV artioventrikulär, EKG Elektrokardiogramm, LCA left coronary artery (linke Koronararterie), LCX links abgehender Ramus circumflexus, RCA right coronary artery (rechte Koronararterie)

Bei Eintragungen zu Grundleiden und Todesursache im Leichenschauschein sollte sich der Arzt die gesamte Epikrise seines Patienten noch einmal vor Augen führen und sich insbesondere auch fragen, ob eine finale Morbidität vorlag, die das Ableben des Patienten zum gegebenen Zeitpunkt und unter den gegebenen Umständen erwarten ließ. Ergibt sich die Todesursache weder aus anamnestisch bekannten Grundleiden noch aus den Umständen des Todeseintritts, ist dies im Leichenschauschein entsprechend mit ungeklärter Todesart zu vermerken. Durch die bloße Leichenschau kann die Todesursache bei fehlender Kenntnis der Anamnese und unbekannten Umständen des Todeseintritts häufig nicht sicher festgestellt werden. Bei autoptischer Kontrolle der Todesursache werden heute in 11–25 % klinisch nicht erkannte Diagnosen festgestellt, die sich während der Obduktion als Grundleiden und/oder einen Hauptgrund für den Tod des Patienten erweisen. Wäre also die Diagnose rechtzeitig erkannt worden, so hätte das Leben des Patienten zumindest zeitweilig verlängert werden können.

Diskrepanzen zwischen klinisch und autoptisch festgestellter Todesursache werden folgendermaßen operationalisiert:

1. Hauptfehler I (major mistake class I): Klinisch nicht erkannte Diagnosen, die sich während der Obduktion als Grundleiden und/oder einen Hauptgrund für den Tod des Patienten erweisen. Wäre also die Diagnose rechtzeitig erkannt worden, so hätte das Leben des Patienten zumindest zeitweilig verlängert werden können.
2. Hauptfehler II (major mistake class II): Klinisch nicht erkannte Diagnose, die, wäre sie ante-mortem gestellt worden, keine Auswirkungen auf die Behandlung und den Verlauf gehabt hätte.
3. Nebenfehler (minor mistake): Während der Obduktion erkannte Krankheiten bzw. medizinische Sachverhalte, die mit dem Verlauf der Grunderkrankung bzw. der Todesursache keine direkte kausale Verbindung haben.

Jüngere Metaanalysen zeigen, dass Hauptfehler I immer noch in 8 bis 10 % aller Todesfälle vorliegen. In einem hochspezialisierten Krankenhaus wie dem Universitätsspital Zürich konnten die Hauptfehler I auf 1 bis 2 % der Todesfälle gesenkt werden. Differenzierte Untersuchungen zu ambulanten Todesfällen liegen leider nicht vor.

Fehler bei der Angabe von Grundleiden und Todesursache im Leichenschauschein sollen an einem Fallbeispiel erörtert werden (Tab. 5): Ein 75 Jahre alt gewordener Mann, Raucher, mit einem seit 5 Jahren bestehenden Lungenemphysem, wird aufgrund einer Exazerbation seiner Lungenerkrankung in das Krankenhaus eingewiesen. Dort wird die Diagnose Haemophilus-influenzae-Pneumonie gestellt. Unabhängig hiervon besteht seit 10 Jahren eine koronare Herzerkrankung. Während des stationären Aufenthaltes verschlechtert sich der Zustand, der Mann möchte nicht intubiert und künstlich beatmet werden. Eine Woche nach Krankenhausaufnahme wird er tot im Bett aufgefunden. In Tab. 5 finden sich zu diesem Fallbeispiel vier unterschiedliche Eintragungen in den Leichenschauschein, lediglich die Alternative D ist richtig.

Allerdings können gleichlautende Todesursachen bei verschiedenen Patienten auch stutzig machen.

Fallbeispiel

Bei einer 98 Jahre alt gewordenen und im Altersheim verstorbenen Frau führte der niedergelassene Arzt für Allgemeinmedizin die Leichenschau durch als nicht-behandelnder Arzt ohne Angaben des vorbehandelnden Arztes:

Tab. 5 Fallbeispiel mit Fehlern bei der Angabe zu Grundleiden und Todesursache (Myers und Farquhar 1998). Nur die Alternative D ist richtig

Zum Tode führende Krankheit		Ungefähre Zeitspanne zwischen Beginn der Krankheit und Tod	Fehlertyp
A			
Teil I			
(a)	Atemstillstand		Funktioneller Endzustand angegeben, Zeitspanne zwischen Beginn der Krankheit und Tod fehlt
(b)	–	–	
(c)	–	–	
Teil II	Koronare Herzerkrankung	–	
B			
Teil I			
(a)	Emphysem	–	Falsche Reihenfolge zwischen Grundleiden und Todesursache, fehlende Zeitintervalle
(b)	Pneumonie	–	
(c)	–	–	
Teil II	Koronare Herzerkrankung	–	

(Fortsetzung)

Tab. 5 (Fortsetzung)

Zum Tode führende Krankheit		Ungefähre Zeitspanne zwischen Beginn der Krankheit und Tod	Fehlertyp
C			
Teil I			
(a)	Emphysem	5 Jahre	Kausal miteinander nicht verknüpfte konkurrierende Todesursachen
(b)	Koronare Herzerkrankung	10 Jahre	
Teil II	–		
D			
Teil I			
(a)	Haemophilus-influenzae-Pneumonie	1 Woche	
(b)	Emphysem	5 Jahre	
(c)	–	–	
Teil II	Koronare Herzerkrankung	10 Jahre	

Todesursache		Ungefähre Zeitspanne zwischen Beginn der Krankheit und Tod
I Direkt zum Tode führende Krankheit (oder Zustand)[a] **Vorausgegangene Ursachen** Krankheitszustände, welche zu der oben angeführten Ursache geführt haben, mit der ursprünglichen Ursache an letzter Stelle	**a) Akutes Nierenversagen** bedingt durch (Folge von)	**Tage**
	b) Chronische Niereninsuffizienz bedingt durch (Folge von)	**Jahre**
	c) Schluckstörung, Trinkschwäche bedingt durch (Folge von)	**Tage**
	d) Generalisierte Gefäßsklerose, Demenz-Syndrom, Grundleiden	**Jahre**
II Andere wesentliche Krankheitszustände, die zum Tode beigetragen haben, ohne mit der Krankheit selbst oder mit dem die Krankheit verursachenden Zustand im Zusammenhang zu stehen	**Hypertonus, PAVK, Zustand nach rechtshirnigem Insult, COPD**	**Jahre**

[a]Hierunter fällt nicht die Art des Todeseintritts, wie z. B. Herz-Kreislaufversagen, Atemstillstand usw. sondern die Krankheit, Verletzung oder Komplikation, welche den Tod herbeiführte

Epikrise: bei progredienter Nahrungs- und Trinkverweigerung ab 29.08.2019 rein palliatives Konzept, in den letzten Tagen keine signifikante Flüssigkeitsaufnahme mehr, zunehmende Somnolenz. Die Todesart wurde als natürlich qualifiziert.

Insgesamt ist sowohl die Todesursachenkaskade als auch die Qualifikation der Todesart in sich schlüssig.

Fallbeispiel
Bei einem 92 Jahre alt gewordenen und im Altenheim verstorbenen Mann wurde vom niedergelassenen Kollegen als nicht behandelnder Arzt ohne Angaben des behandelnden Arztes die Leichenschau durchgeführt und folgende Todesursachenkaskade angegeben:

Todesursache		Ungefähre Zeitspanne zwischen Beginn der Krankheit und Tod
I Direkt zum Tode führende Krankheit (oder Zustand)[a]	**a) Akutes Nierenversagen** bedingt durch (Folge von)	**Tage**
Vorausgegangene Ursachen Krankheitszustände, welche zu der oben angeführten Ursache geführt haben, mit der ursprünglichen Ursache an letzter Stelle	**b) Chronische Niereninsuffizienz IV Grades** bedingt durch (Folge von)	**Jahre**
	c) Schluck- und Trinkstörung bedingt durch (Folge von)	**Wochen**
	d) Generalisierte Gefäßsklerose Grundleiden	**Jahre**
II Andere wesentliche Krankheitszustände, die zum Tode beigetragen haben, ohne mit der Krankheit selbst oder mit dem die Krankheit verursachenden Zustand im Zusammenhang zu stehen	**Globale Herzinsuffizienz bei KHK + Stent, PAVK**	**Jahre**

[a]Hierunter fällt nicht die Art des Todeseintritts, wie z. B. Herz-Kreislaufversagen, Atemstillstand usw. sondern die Krankheit, Verletzung oder Komplikation, welche den Tod herbeiführte

Epikrise: Seit 5.8. rein palliatives Konzept bei progredienter Trink- und Ess-Schwäche/-verweigerung, seit wenigen Tagen zunehmend somnolent.

Bei diesen beiden Todesbescheinigungen, ausgestellt durch denselben niedergelassenen Arzt, handelt es sich um eine nahezu gleichartige Todesursachenkaskade mit nahezu identischem Text in der Epikrise. Auch wenn die Todesursachenkaskade jeweils in sich schlüssig ist, macht doch stutzig, dass im Abstand von einem Tag für zwei unterschiedliche Patienten nahezu gleichartige Todesbescheinigungen ausgefüllt wurden.

Das Statistische Bundesamt hat seine Anleitung zu Todesursachen in der Todesbescheinigung folgendermaßen zusammengefasst:

- Klären Sie, welche Krankheit oder welcher Umstand die unmittelbare Todesursache war und tragen Sie dies in Zeile 1a ein.
- War die Todesursache die Folge einer Erkrankung? Dann sollten Sie diese in Zeile 1b eintragen.
- Liegt dieser Erkrankung eine Grundkrankheit zugrunde? Diese Grundkrankheit sollte in Zeile 1c eingetragen werden.
- In Zeilen 1a, b und c sollten nur die Diagnosen stehen, die unmittelbar zum Tode geführt haben.
- Tragen Sie nun jeweils den Zeitpunkt ein. Ausgangspunkt ist hier der „geschätzte" Krankheitsbeginn und nicht der Zeitpunkt der Feststellung.
- In Zeile 2 werden alle zum Tode beteiligten Erkrankungen eingetragen, die nicht mit der Kausalkette aus Spalte 1 in Zusammenhang stehen. Unbedingt zu vermeiden sind funktionelle Endzustände wie Herzversagen, Atemstillstand oder Hirnversagen, da diese konstitutioneller Bestandteil jedes Sterbeprozesses sind. Unbedingt zu vermeiden sind „poetische" Todesursachen wie *Ablauf der Lebenszeit infolge Alters* (Abb. 4).

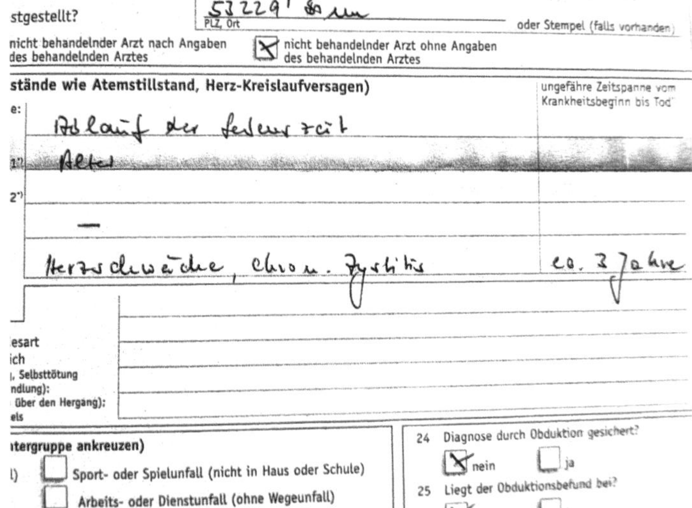

stgestellt? 53229 ...
PLZ, Ort — oder Stempel (falls vorhanden)

nicht behandelnder Arzt nach Angaben des behandelnden Arztes
[X] nicht behandelnder Arzt ohne Angaben des behandelnden Arztes

stände wie Atemstillstand, Herz-Kreislaufversagen) — ungefähre Zeitspanne vom Krankheitsbeginn bis Tod

e: Ablauf der Lebenszeit
1²) Alter
2²) —

Herzschwäche, chron. Zystitis — ca. 3 Jahre

esart
ich
, Selbsttötung
ndlung):
über den Hergang):
els

tergruppe ankreuzen)
[ ] Sport- oder Spielunfall (nicht in Haus oder Schule)
[ ] Arbeits- oder Dienstunfall (ohne Wegeunfall)

24 Diagnose durch Obduktion gesichert?
[X] nein [ ] ja
25 Liegt der Obduktionsbefund bei?

Abb. 4 Todesbescheinigung – unzulässige, nichtssagende Todesursache

Weitere Beispiele für überzeugende Todesursachenkaskaden finden sich im Anhang.

Die Grenzen der ärztlichen Leichenschau sollen noch an einigen Beispielen erläutert werden. In allen Beispielen wurde die Todesart nach der Leichenschau als ungeklärt klassifiziert und es erfolgte in diesen Beispielen eine Obduktion:

Fallbeispiele

Ein Säugling wurde morgens tot zu Hause aufgefunden, nachdem er noch am Vortag sowohl ambulant als auch stationär von Pädiatern untersucht worden war. Die U-Untersuchungen waren unauffällig gewesen. Bei der stationären Vorstellung war dem Säugling ein Klysma verabreicht worden. Da die Todesursache bei der Leichenschau unklar blieb, wurde eine gerichtliche Obduktion durchgeführt. Als Todesursache stellte sich eine Kardiomegalie mit Herzhypertrophie bei einer primären Endokardfibroelastose heraus (Abb. 5a, b).

Todesart nach Obduktion: natürlich.

Todesursache: Herzhypertrophie bei primärer Endokardfibroelastose.

Ein 40jähriger Mann spielte regelmäßig in einer Alt-Herren-Mannschaft Fußball. Bei einem Spiel brach er tot zusammen. Da die Todesursache unklar bleib, erfolgte eine gerichtliche Obduktion. Todesursache war eine massive Herzhypertrophie (Herzgewicht 800 g) mit Dilatation vor allem des linken Ventrikels bei einer nicht erkannten und unbehandelten Hypertonie (hatte nie einen Arzt konsultiert) (Abb. 6).

Todesart nach Obduktion: natürlich.

Todesursache: massive Herzhypertrophie bei unbehandeltem Hypertonus.

Ein 37 jähriger Arzt verspürte seit einigen Tagen Magenbeschwerden und nahm deswegen Esomeprazol ein. Nachdem er morgens im Krankenhaus seinen Dienst angetreten hatte und nicht zur Visite erschienen war, wurde er leblos im Arztzimmer aufgefunden. Die Todesursache blieb unklar. Autoptisch konnte als Todesursache ein inneres Verbluten bei rupturiertem dissezierendem

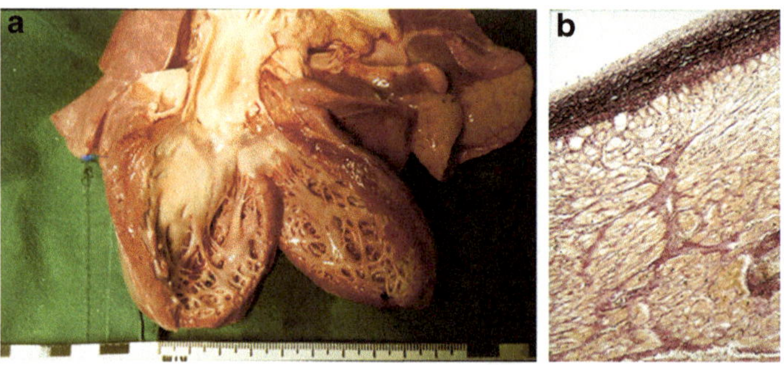

Abb. 5 a, b Kardiomegalie mit Herzhypertrophie bei primärer Endokardfibroelastose

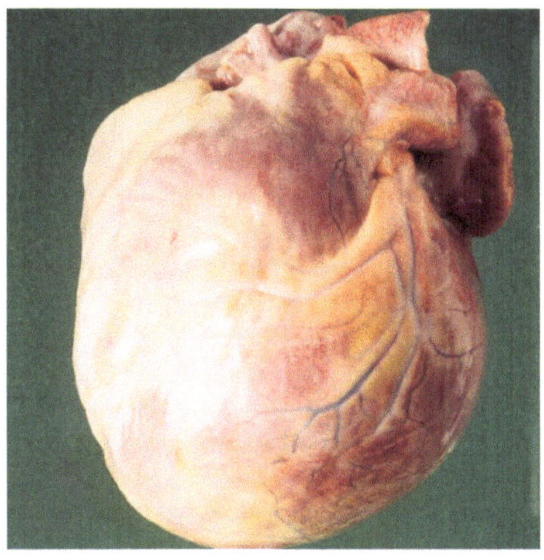

Abb. 6 Kardiomegalie mit deutlichem Überschreiten des kritischen Herzgewichtes und Dilatation des linken Ventrikels

Aneurysma der Arteria lienalis auf dem Boden einer fibromuskulären Dysplasie festgestellt werden (Abb. 7a, b).

Todesart nach Obduktion: natürlich.

Todesursache: inneres Verbluten bei rupturiertem Milzarterienaneurysma.

Ein 18 Jahre gewordener Student wurde im Badezimmer seiner Wohnung neben der Toilette leblos aufgefunden. Er habe in der Woche vor der Auffindung über eine Erkältung geklagt. Anamnestisch seien weder Erkrankungen noch Alkohol- bzw. Drogenprobleme oder psychische Auffälligkeiten bekannt. Die Todesursache war durch die Leichenschau nicht zu klären. Autoptisch zeigte sich eine verdickte Herzkammerwand rechts und ein ca. 5 cm durchmessendes Areal des subepikardialen Fettgewebes mit Übergang auf die Muskulatur der rechten Herzkammer mit kräftigen lividen fleckigen Einblutungen (Abb. 8a, b). Der Befund ließ sich am ehesten als arrhythmogene rechtsventrikuläre Dysplasie deuten.

Todesart nach Obduktion: natürlich.

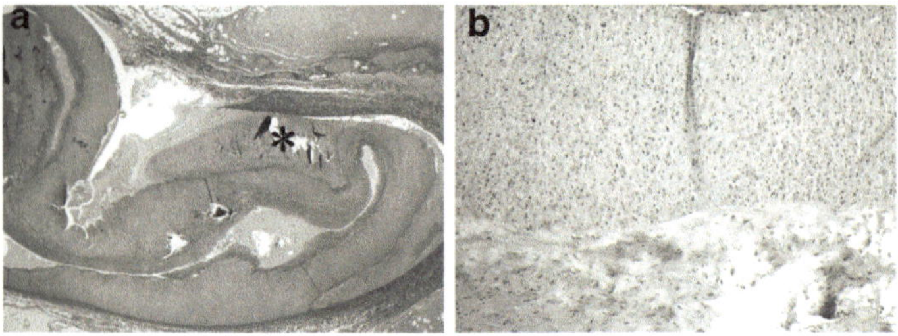

Abb. 7 a, b Dissektion mit Wühlblutung (*) zwischen Adventitia und Media der Milzarterie. Zusätzlich sind Media und Intima deutlich verdickt (EvG, Vergrößerung 20:1). Media und Intima mit darin deutlich erkennbarer Alcianblau-positiver Matrix (Alcianblau-Färbung, Vergrößerung 200:1)

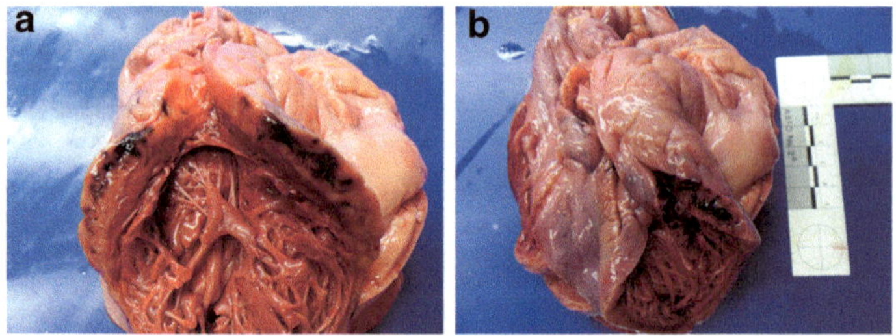

Abb. 8 a, b Fettgewebsdurchwachsung der rechten Herzkammerwand mit Einblutungen in subepikardiales Fettgewebe und Muskulatur

Todesursache: arrhythmogene rechtsventrikuläre Dysplasie.

Ein 12 Jahre alter Junge habe mit seinem gleichaltrigen Cousin auf der Straße gespielt. Gegen 17.00 Uhr habe er über Luftnot geklagt und sei bewusstlos geworden. Reanimationsmaßnahmen seien erfolglos verlaufen. Es sei ein unklares Herzkreislaufversagen als Todesursache diagnostiziert worden. Beim Spielen mit dem Cousin sei es zu keiner großen körperlichen Anstrengung gekommen. Der Junge sei ein sportlich aktives Kind gewesen, es hätten keine Vorerkrankungen bestanden. Die Obduktion ergab eine massive Vernarbung von zwei Dritteln des

Ventrikelseptums (Abb. 9a, b), die umgebende Muskulatur fleckig livide verfärbt, mit mehreren weißlichen Verhärtungen. Auch die Muskulatur des rechten Ventrikels und der Hinterwand der linken Kammer mit fleckigen lividen Einblutungen. Weiterhin ausgeprägtes Hirnödem, ausgeprägtes Lungenödem, Brusthöhlenergüsse beidseits, Bauchhöhlenerguss, Herzbeutelerguss.

Todesursache: Ausprägte, noch nicht näher diagnostisch klassifizierte Myokardfibrose

Todesart nach Obduktion: natürlich.

Ein 41 Jahre alt gewordener Mann wurde nach einer Oberschenkelfraktur bei Alkohol- und Medikamentenabhängigkeit dreimal täglich von einem Pflegedienst ambulant betreut. Nachdem er am Vortag dreimal aus dem Rollstuhl gestürzt sei, wurde er am Folgetag von Mitarbeitern des Pflegedienstes in Rückenlage auf dem Fußboden liegend tot aufgefunden. Der Kopf befand sich unter dem Pflegebett, im Halsbereich lag die untere Latte des Bettgitters dem Hals auf, die rechte Hand lag auf der unteren Latte des Bettgitters. Die Latte des Bettgitters sei leicht hochzudrücken gewesen und habe keinen starken Druck auf den Hals ausgeübt (Abb. 10a, b).

An Vorerkrankungen seien bekannt: schwere Benzodiazepin- und Alkoholabhängigkeit, Verhaltensstörung durch Substanzmissbrauch, Zustand nach

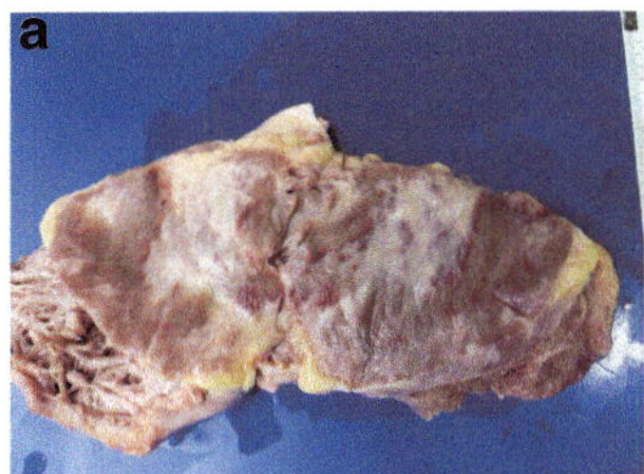

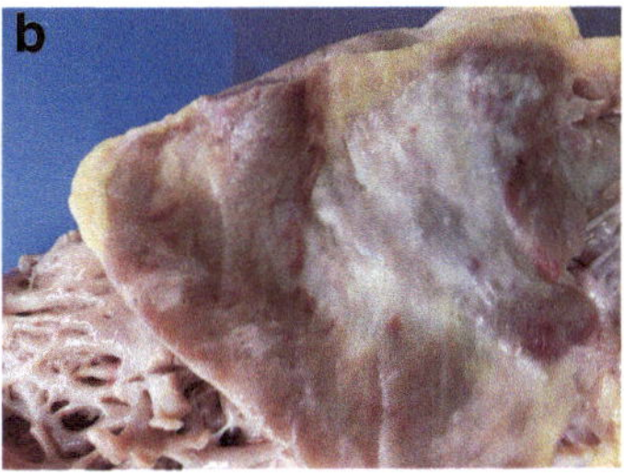

Abb. 9 **a, b** Massive Vernarbung von zwei Dritteln des Ventrikelseptums

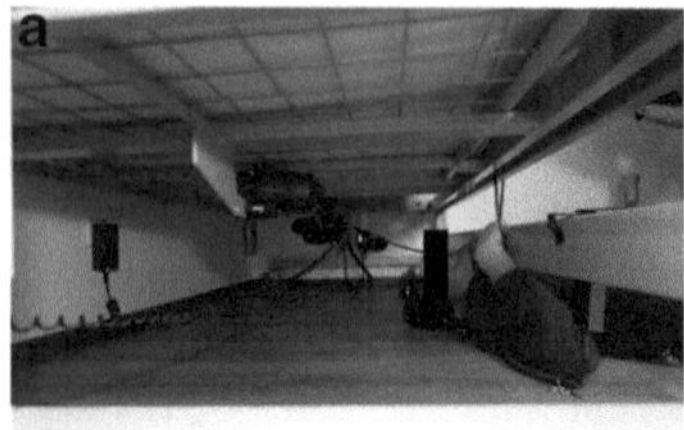

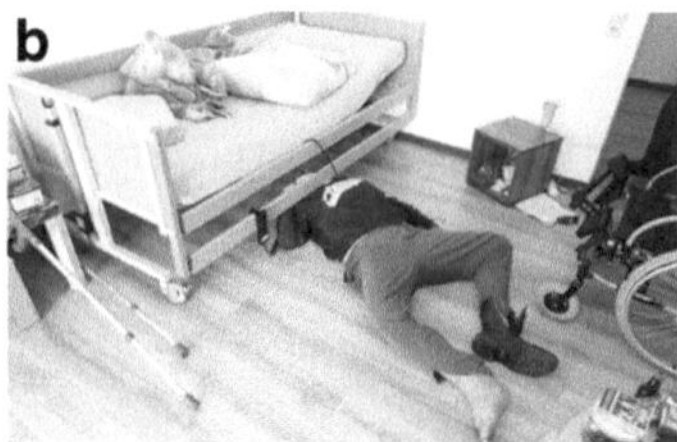

Abb. 10 **a, b** Auffindesituation

Beinfraktur, Zustand nach Dekubitus, Pseudarthrose rechter Unterschenkel. Korrespondierend zur Auffindungssituation Abblassung der Haut der Halsvorderseite. Keine Einblutungen der Halsmuskulatur. Keine Frakturen oder Umblutungen des Kehlkopfzungenbeingerüsts. Lungenödem. Myokardhypertrophie. Alte Rippenserienbrüche beidseits.

Die Todesursache war auch im Ergebnis der Obduktion zunächst nicht eindeutig zu klären, erst recht nicht durch die Leichenschau. Qualifizierung der Todesart als nicht geklärt. BAK 2,43 ‰, UAK 3,35 ‰.

Todesart nach Obduktion: nicht geklärt.

Todesursache: vermutlich Alkoholintoxikation bei langjährigem Substanzmissbrauch.

Ein 47 Jahre alt gewordener Mann wurde an einem Feld leblos auf einem Stacheldrahtzaun sowie einem stromführenden Weidezaun in einer Bauchlage mit Kopftieflage aufgefunden. Er habe am Abend zuvor bis 23.30 Uhr ein Dorffest besucht. In der linken Gesichtshälfte Abdrücke des Stacheldrahtzauns (Abb. 11). Der unter der linken Gesichtshälfte verlaufende Stacheldrahtzahn habe unter Strom gestanden. An Vorerkrankungen sei ein Bluthochdruck bekannt gewesen.

Todesursache durch die Leichenschau nicht zu klären, Qualifikation der Todesart als nicht geklärt.

Bei der Obduktion folgende Befunde:

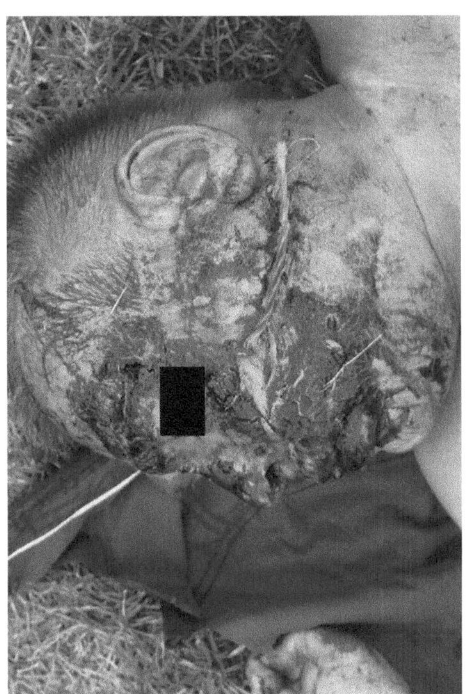

Abb. 11 Linke Gesichtshälfte mit stark in die Wange eingedrückten Spuren des Stacheldrahtzauns

Zeichen stumpfer und schürfender Gewalteinwirkung: Hämatom und Quetsch-Riss-Wunde der linken Schläfe. Die Kopfschwarte innen korrespondierend dünnschichtig eingeblutet. Fleckige Einblutungen sowie Einrisse der Mundvorhofschleimhaut von Ober- und Unterlippe linksseitig. Fleckige Umblutung des Kopfwendermuskels links. Schwärzliche Einblutung der Kehlkopfmuskulatur links. Hämatom der Oberarmbeugeseite rechts. Fleckige Hämatome und Schürfungen der oberarmwärtigen Schulter links. Fleckige Schürfungen in Projektion auf das linke Schulterblatt. Multiple, kratzerartige Hautläsionen u. a. der linken Gesichtshälfte, der oberen Extremitäten und der Bauchhaut.

Weitere Befunde: Brandförmige Abblassung und rötlich-bräunliche Hautvertrocknung der linken Wange. Aromatischer Geruch über den Körperhöhlen. Gefüllte Harnblase (ca. 200 ml). Abgerundete Herzspitze. Erhöhtes Herzgewicht (510 vs. 500 g). Verdickte Herzkammerwand links. Geringgradige allgemeine Arterio- und Koronarsklerose. Muskatnussleber. Gallenstein.

BAK 1,26 ‰, UAK 1,83 ‰.

Todesart nach Obduktion: nicht geklärt.

Todesursache: Summationstod aus vorbestehenden Organerkrankungen (Herzhypertrophie), Auffindesituation (Kopftieflage in hilfloser Lage) und Alkoholisierung.

Eine 72 Jahre alt gewordene Frau wurde im Waschkeller eines Mehrfamilienhauses von ihrer Nachbarin leblos aufgefunden, nachdem sie sich ca. 1 Stunde zuvor noch unterhalten hatten (Abb. 12). In der behaarten Kopfhaut sei auf Scheitelhöhe eine Hautdurchtrennung festgestellt worden (Abb. 13). Die Todesursache durch die Leichenschau nicht zu klären, Qualifikation der Todesart als nicht geklärt bzw. nicht natürlich.

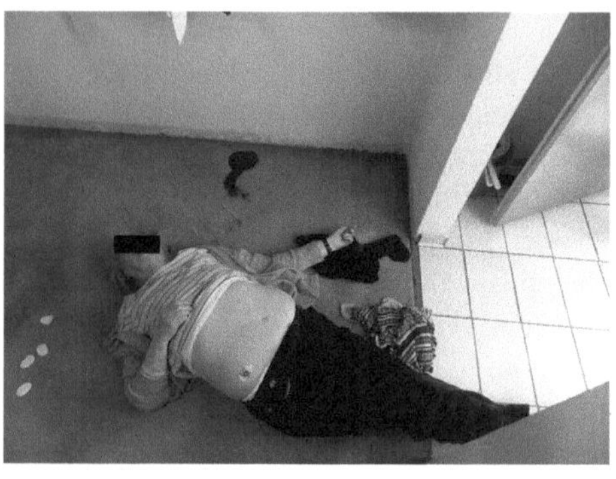

Abb. 12 Auffindesituation

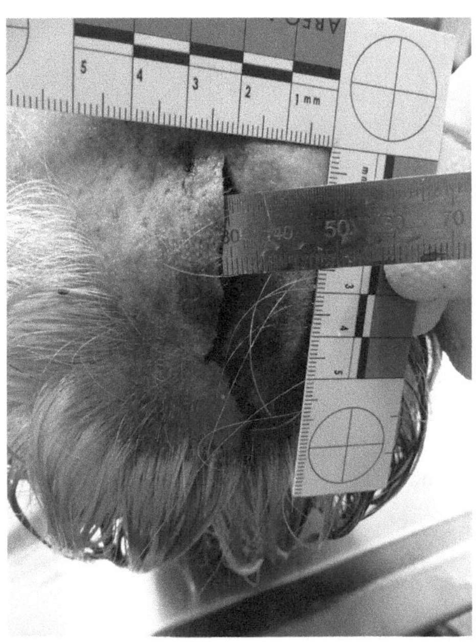

Abb. 13 Hautdurchtrennung der Kopfhaut

Obduktionsbefund: Ca. 5 cm lange Quetsch-Riss-Wunde der behaarten Kopfhaut etwa in der Körpermittellinie, mit Beginn ca. 7,5 cm scheitelwärts der Nasenwurzel. Im Abstand von ca. 1 cm links davon eine weitere, 1,5 cm lange Quetsch-Riss-Wunde. Die umgebende Kopfhaut mit fleckigen Einblutungen. Unterblutungen der Kopfschwarte korrespondierend zu beiden Quetsch-Riss-Wunden. Unterblutungen der Halswirbelsäule vorderseitig und Bruch des 1. Halswirbelkörpers. Subdurale Blutung des Halsmarkes. Zahlreiche Schürfungen der linken Augenbraue, des Nasenrückens, der Nasenspitze, des Lippenrots und des Mundes. Umbluteter Bruch des Humeruskopfes links. Einblutung in den rechten Musculus infraspinatus. Einblutung in die Muskulatur der Unterarmbeugeseiten beidseits.

Vorbestehende Erkrankungen: erhebliche Koronarsklerose und allgemeine Arteriosklerose.

Todesursache: Schädel-Halswirbelsäulen-Trauma mit Bruch des 1. Halswirbelkörpers und epiduraler Blutung des Halsmarkes.

Die Quetsch-Riss-Wunden der behaarten Kopfhaut sind aufgrund der Lokalisation nicht durch einen Sturz auf ebener Erde zu erklären. Es käme allenfalls eine Entstehung durch einen Sturz gegen prominente Gegenstände z. B. auf eine Kante eines Möbelstücks in Betracht, ebenso natürlich eine Verursachung durch ein Schlaggeschehen. Die Gesamtheit der Befunde ist nicht durch eine Verursachung durch ein einzeitiges Sturzgeschehen zu erklären. Die Einblutungen in die Muskulatur der Unterarmbeugeseiten sind ebenfalls nicht mit einem Sturzgeschehen in Einklang zu bringen.

Todesart nach Obduktion: nicht natürlich.

Todesursache: Schädel-Halswirbelsäulentrauma.

Eine 42 Jahre alt gewordene Frau, die vermutlich alkoholisiert auf der Treppe gestürzt sei und ein Schädel-Hirn-Trauma erlitten habe.

Obduktionsbefunde: 7 × 4 cm messende Quetsch-Riss-Wunde am Hinterhaupt links mit Einblutung der Kopfschwarte (Abb. 14). 9 cm langer, bis zur Schädelbasis reichender Bruch des Hinterhauptbeins links (Abb. 15a). Ausgedehnte Subduralblutung über der rechten Hirnhalbkugel (Abb. 15b). Subarachnoidalblutung über der rechten Hirnkonvexität. Zahlreiche frische und ältere Hämatome an sturz- und anstoßtypischer Lokalisation.

Todesart nach Obduktion: nicht natürlich.

Todesursache: Schädel-Hirn-Trauma.

32 Jahre alt gewordener Mann, der von seinen Eltern in Rückenlage auf dem Wohnzimmerboden in einer großen Blutlache aufgefunden worden sei. Bei der Leichenschau war eine Platzwunde am Kopf rechts temporal aufgefallen.

An Vorerkrankungen seien Nikotinabusus, ein Alkoholabusus, eine Anpassungsstörung sowie eine Epilepsie

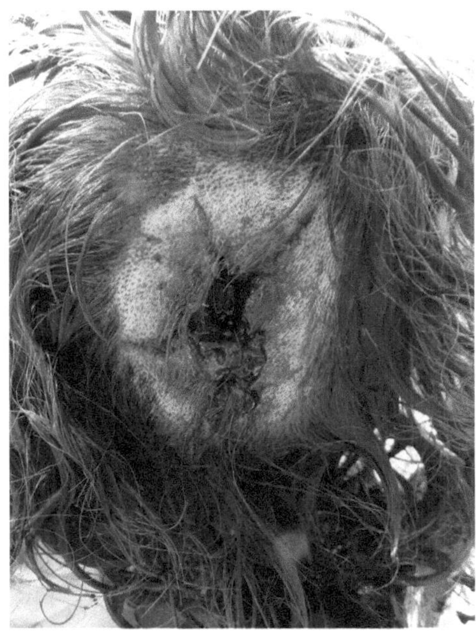

Abb. 14 Quetsch-Riss-Wunde am Hinterhaupt

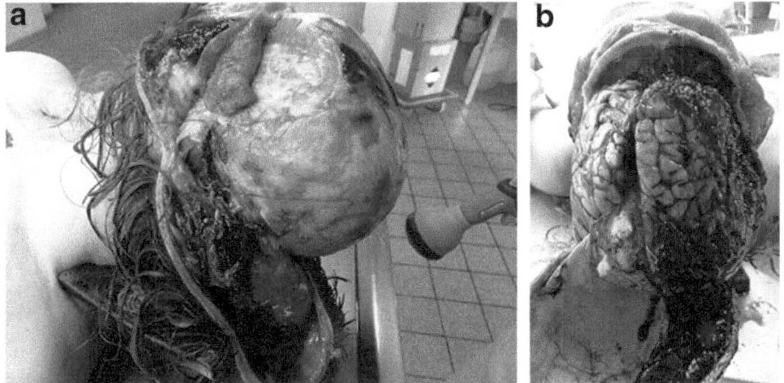

Abb. 15 Bis zur Schädelbasis reichender Bruch des Hinterhauptsbeins links (**a**), ausgedehnte Subduralblutung (**b**)

bekannt. Von einem Neurologen sei dem Betroffenen Lorazepam verschrieben worden. Der Verstorbene habe schon öfters epileptische Anfälle gehabt und sei mehrfach gestürzt.

Befunde: Quetsch-Riss-Wunde der Stirn rechtsseitig am Übergang zur behaarten Kopfhaut mit dünnschichtiger Einblutung der Kopfschwarte (Abb. 16).

Zeichen des Blutverlustes: spärlich ausgeprägte Totenflecke. Blasse Schleimhäute. Blasse Muskulatur und Hervortreten der Organeigenfarbe der inneren Organe.

Weitere Befunde: Einige, parallel zueinander gestellte, ältere Narben des linken Oberarmes wie bei Selbstbeibringung. Verdickte linke Herzkammerwand (18 mm). Magenschleimhautentzündung.

Todesart nach Obduktion: nicht natürlich.

Todesursache: Verbluten nach Außen bei Quetsch-Riss-Wunde der Stirn.

Ein 79 Jahre alt gewordener Mann sei nach einem Sturzgeschehen in der eigenen Wohnung verstorben. An Vorerkrankungen seien ein Bluthochdruck sowie eine Schilddrüsenunterfunktion bekannt.

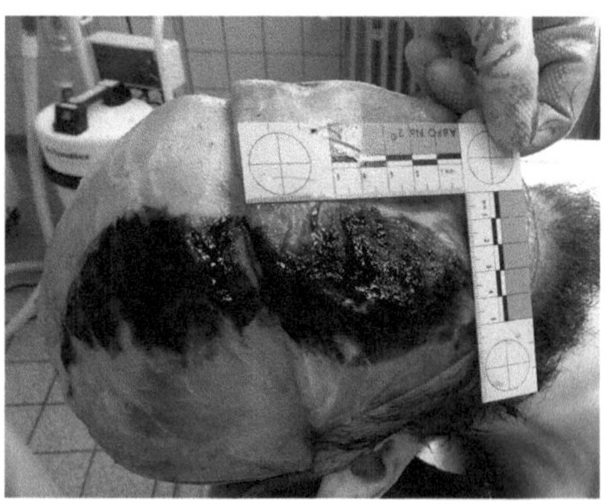

Abb. 16 Einblutung der Kopfschwarte

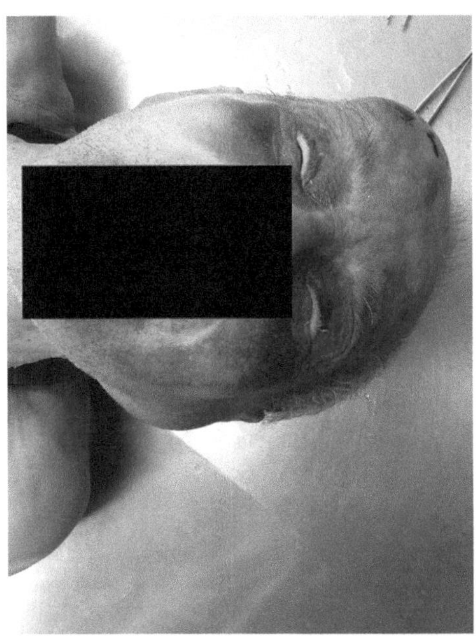

Abb. 17 Großflächige Hämatome des Gesichts (Brillenhämatom) und der Stirn

Befunde: Großflächige Hämatome des Gesichtes (Brillenhämatom, Abb. 17), der Stirn und der linken Gesäßhälfte. Dickschichtige Einblutung der Kopfschwarte im Bereich der Stirn und des Hinterhauptkopfes. Zerebellärer Infarkt rechts bei Basilarisarterienthrombose. Hochgradige allgemeine Arteriosklerose sowie Koronarsklerose. Ca. 8 × 5 cm messendes, älteres Infarktareal der Herzkammerscheidewand mit Übergang auf die linke Herzkammervorderwand. Muskatnussleber. Vergrößerte knotige Vorsteherdrüse. Balkenblase.

Todesart nach Obduktion: natürlich.

Todesursache: Kleinhirninfarkt bei Basilarisarterienthrombose mit agonaler Sturzverletzung.

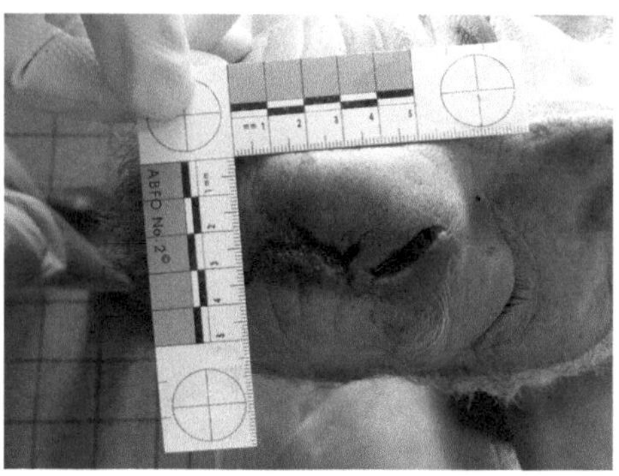

Abb. 18 Zwei unterblutete Quetsch-Riss-Wunden der linken Stirnseite

63 Jahre alt gewordener Mann, der im Kellerabgang vor seinem Haus am Fuße einer Treppe leblos aufgefunden worden sei. Der Verstorbene sei als Alkoholiker bekannt gewesen. Der Boden am Fuß der Kellertreppe habe ca. 3–5 cm tief unter Wasser gestanden.

Zeichen stumpfer Gewalteinwirkung: Zwei unterblutete Quetsch-Riss-Wunden der linken Stirnseite (Abb. 18). Monokelhämatom linkes Auge. Schürfungen rechte Wange und Kinn. 2 cm langer Bruch der vorderen Schädelgrube links. Einblutungen der Ansätze beider Musculi sternocleidomastoidei sowie der geraden Halsmuskulatur. Dunkel-livide Einblutung der paravertebralen Halsmuskulatur. Bruch der Halswirbelsäule zwischen 4. und 5. Halswirbelkörper.

Weitere Befunde: Mäßiggradig überblähte Lungen, 600 ml wässriger Mageninhalt, Überschreiten des kritischen Herzgewichtes, Fettleber.

Das Verletzungsbild lässt sich mit einem Treppensturz zwanglos in Einklang bringen. Anhand der Befunde und der beschriebenen Auffindesituation ist von einem finalen Ertrinken auszugehen.

Todesart nach Obduktion: nicht natürlich.

Todesursache: finales Ertrinken bei Schädelhalswirbelsäulentrauma.

91 Jahre alt gewordener Mann, der einen Tag vor dem Eintritt des Todes unbeobachtet im Pflegeheim gestürzt sei und in seinem Zimmer vor dem Kleiderschrank liegend aufgefunden worden sei. Aufgrund seiner Demenz habe er keine Angaben zum Sturz machen können.

Zeichen stumpfer Gewalteinwirkung: frische sowie ältere Hämatome am Brustkorb, der rechten Schulterkuppe, der rechten Augenober- und Unterlider (Monokelhämatom), der Hände und der behaarten Kopfhaut im Bereich des rechtsseitigen Scheitels bzw. des Hinterhaupts. 3 cm lange Quetsch-Riss-Wunde der rechten Augenbraue (Abb. 19). Ausgedehntes Subduralhämatom rechtsseitig (Abb. 20) mit Hirndruckzeichen und Mittellinienverlagerung. Ausgeprägtes beidseitiges Lungenödem. Ausgeprägte Arteriosklerose der Hirnbasisschlagadern. Mäßige allgemeine Arteriosklerose.

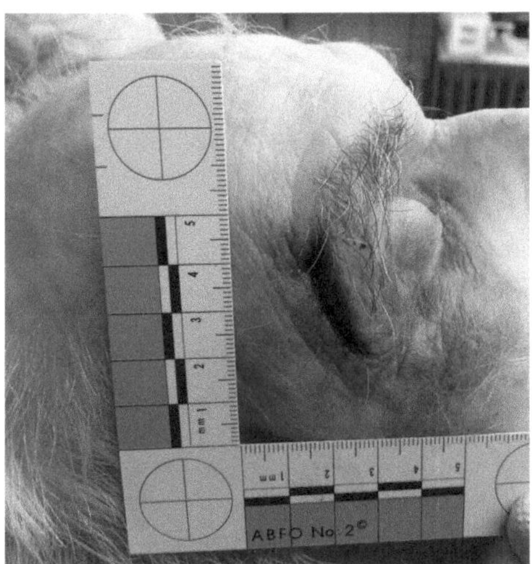

Abb. 19 Monokelhämatom

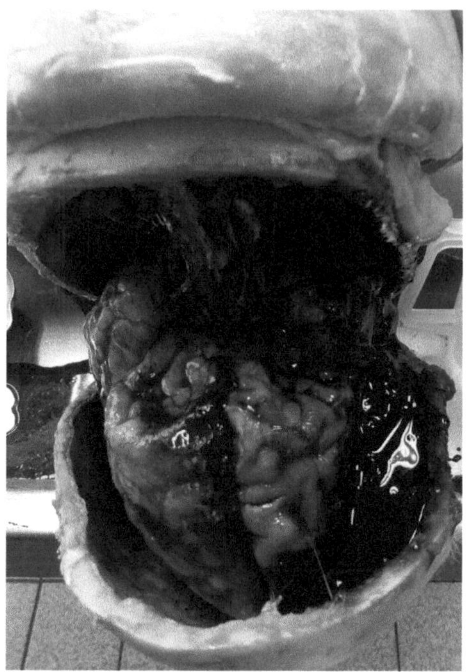

Abb. 20 Ausgedehntes Subduralhämatom rechtsseitig

Todesart nach Obduktion: nicht natürlich.

Todesursache: raumverdrängendes Subduralhämatom.

97 Jahre alt gewordene Frau, die von ihrem Sohn am Fuß einer steilen Treppe mit drei aufeinander folgenden Stufen vor der Haustür in einer Blutlache leblos aufgefunden worden sei (Abb. 21). Offensichtliche Blutspuren fanden sich dort und auf der obersten Stufe. Die Betroffene habe an Schwindelanfällen gelitten und es sei in den letzten Wochen und Monaten immer wieder zu Stürzen gekommen.

Befunde: 7 × 5 cm messende Quetsch-Risswunde der linken Schläfen-Scheitelregion. Darunter 10 cm lange Frakturlinie mit Verlauf über der linken hinteren

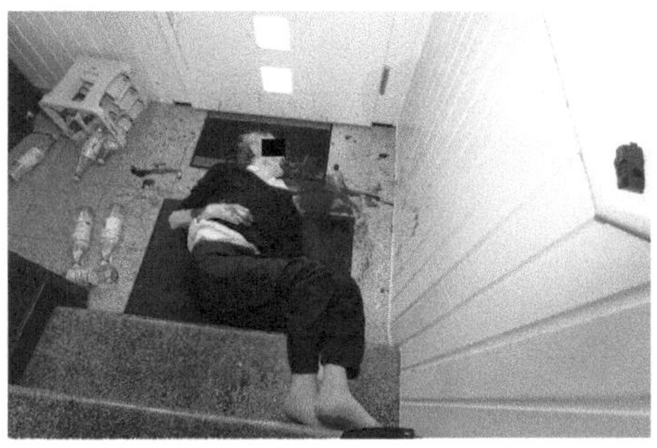

Abb. 21 Auffindesituation

Schädelgrube bis zum Foramen occipitale. Hirnrindenprellungsherde an der Außenseite der rechten Großhirnhemisphäre und des rechten Schläfenlappens. Zahlreiche weitere Verletzungsbefunde des Halses, des Rumpfes und der Gliedmaßen. Frakturen des 7. Hals- sowie des 8. und 12. Brustwirbelkörpers. Kräftig eingeblutete Rippenserienfrakturen linksseitig.

Todesart nach Obduktion: nicht natürlich.

Todesursache: Schädel-Hirn-Trauma.

Merke: Die Feststellung der Todesursache allein durch die Leichenschau vor Ort ist schwierig. Durch die steigende Lebenserwartung kommt es immer häufiger zum komplexen Sterbenstyp. Bei konkurrierenden natürlichen Todesursachen ist der Hausarzt gehalten, die nach seiner Einschätzung wahrscheinlichste Todesursachenkaskade zu dokumentieren. Die konkurrierenden Todesursachen werden im Feld „Weitere wesentliche Krankheiten" festgehalten. Das Feld Epikrise sollte u. a. zur Dokumentation erwarteter Tod versus überraschend eingetretener Tod genutzt werden.

Ausgewählte Todesursachenkaskaden finden sich am Ende des Buches (Anhang 1).

11 Wie sicher kann die Todesursache festgestellt werden?

Berg schrieb bereits vor Jahrzehnten in seinem Grundriss der Rechtsmedizin, dass es auf der Hand liege, dass der Arzt im Rahmen der Leichenschau etwa zur Abgrenzung von Suizid und strafbarer Handlung allenfalls eine erste Vermutungsdiagnose stellen kann. Der „Feststellungscharakter" des amtlichen Formulars verführe aber alle beteiligten Stellen, den Eintragungen des Arztes einen weitergehenden Wert – eben den der amtlichen Feststellung – beizumessen. Bei Todesfällen im Verlauf einer Krankheit, insbesondere wenn der Arzt den Verstorbenen zu Lebzeiten in Behandlung hatte, entstehen im Allgemeinen keine Bedenken; schwierig und verantwortungsvoll sei die Entscheidung jedoch, wenn man zu der Leiche eines Unbekannten gerufen wird, der ohne ärztliche Behandlung oder gar ohne Zeugen plötzlich verstorben ist. Auf die Angaben der Angehörigen könne man sich nicht immer verlassen; sie könnten z. B. die Schuld für das Ableben des Betreffenden tragen oder aus bestimmten Gründen („Kirche", „Versicherung") an der Verheimlichung eines Selbstmordes interessiert sein. Auch bei gewaltsamen Todesarten sei man sich der Vorläufigkeit der eigenen Feststellungsmöglichkeiten bewusst.

Man muss sich von der Vorstellung verabschieden, dass durch eine einfache Leichenschau die Todesursache des Verstorbenen **immer** sicher festzustellen sei. Manche Diagnose zur Todesursache ist bei fehlender Kenntnis der Anamnese des

B. Madea und K. Weckbecker, *Todesfeststellung und Leichenschau für Hausärzte*,
https://doi.org/10.1007/978-3-662-61111-1_11

Patienten oder infolge der nur kurzen klinischen Beobachtung bzw. zur Verfügung stehenden Zeit eher als Arbeits- oder vorläufige Diagnose zu bezeichnen. Eine Arbeitsdiagnose ist durch folgende Kriterien charakterisiert:

- bewusste vorläufige Diagnosestellung und eventuell Therapieeinleitung
- Absicherung der Diagnose durch Verlauf und Zusatzuntersuchungen
- Ausschluss möglicher anderweitiger Erkrankungen.

Im Gegensatz zur klinischen Diagnostik sind bei der Leichenschau die Möglichkeiten der Absicherung der Diagnose durch Verlauf und Zusatzuntersuchungen nicht gegeben.

Unter Differenzialdiagnose versteht man verschiedene, in Betracht zu ziehende Erkrankungen aufgrund bestimmter Symptome und Befunde. Es erfolgt bislang keine definitive diagnostische Entscheidung.

Unter Fehldiagnose versteht man eine unrichtige Bezeichnung einer Erkrankung mit falscher Therapie des Patienten und verschlechterter Prognose.

Im Leichenschauformular sollte deutlich gemacht werden, ob es sich bei der niedergelegten Todesursachenkaskade um abgesicherte Diagnosen oder eher um Vermutungs- oder Arbeitsdiagnosen handelt. Von großer Bedeutung ist dabei auch, ob es sich um „erwartete" oder „nicht erwartete" Todesfälle handelt.

Bei „erwarteten" Todesfällen sollten Grundleiden und Todesursache feststehen, während dies bei „nicht erwarteten" Todesfällen gerade nicht der Fall ist oder sein muss.

In Richtlinien zur Ausfüllung der Todesbescheinigungen in den USA finden sich Einschätzungen zum Grad der Sicherheit der Diagnosen zur Todesursache und zur Qualifikation der Todesart:

- Unentschieden (weniger als 50 % Sicherheit)
- Vernünftige medizinische oder sich aus den Umständen des Falles ergebende Wahrscheinlichkeit (größer als 50:50)

- Überwiegen einer medizinischen, bzw. sich aus den Umständen des Falles ergebenden Evidenz (mehr als 70 % Sicherheit)
- Klare und überzeugende medizinische und sich aus den Umständen des Falles ergebende Evidenz (mehr als 90 % Sicherheit)
- Jenseits vernünftig begründbarer Zweifel (100 % Sicherheit)
- Ohne jeden Zweifel (100 % Sicherheit)

Derartige Einschätzungen wären auch für Deutschland hilfreich.

Die Validität morphologischer Befunde zur Todesursache (sicher, sehr wahrscheinlich, unsicher) bei plötzlichen kardialen Todesfällen ergibt sich auch aus Tab. 10.1. Wenn bereits morphologisch gesicherten autoptischen Befunden nur eine fragliche Rolle als Todesursache zukommt, gilt dies umso mehr für Leichenschaudiagnosen.

Mattig et al. führten als Rechtsmediziner in 340 Fällen Leichenschauen nach sicherer Todesfeststellung durch den Notarzt durch. In 127 Fällen konnte eine Obduktion durchgeführt werden. Eine Diagnosestellung zur Todesursache war nicht möglich in 50,4 % der Fälle, davon in 68,5 % im Kollektiv der Obduzierten sowie in 44,3 % bei den nicht Obduzierten. Eine Verdachtsdiagnose war nur möglich in 22 %. Die Fehlerquote bei der Verdachtsdiagnose betrug 33 %. Die Schlussfolgerung der Autoren lautet:

- In der Hälfte der Todesfälle ist die Todesursache durch sorgfältige äußere Leichenschau nicht diagnostizierbar.
- Ein weiteres Fünftel ist nicht sicher diagnostizierbar.

Übereinstimmung zwischen Leichenschaudiagnose zur Todesursache und Obduktion

Es liegen zahlreiche Untersuchungen zur Validität der klinischen Todesursachendiagnostik im Vergleich zum pathologisch-anatomischen Befund vor. Die Görlitzer Studie (1986/1987) mit einer nahezu 100 %igen Obduktionsquote (1060 Verstorbene, von denen 1023 obduziert werden konnten) ergab insgesamt in 45 % der Männer und 48,8 % der Frauen keine Übereinstimmung zwischen Leichenschau- und Obduktionsdiagnose. Bei in der Klinik Verstorbenen fand sich hinsichtlich des Grundleidens in 42,9 % der Männer und 44 % der Frauen keine Übereinstimmung, bei im Heim Verstorbenen in 63,2 % der Männer und 57,8 % der Frauen, bei sonst (zu Hause, in der Öffentlichkeit etc.) Verstorbenen in 41,3 % der Männer und 50,7 % der Frauen. Bei iatrogenen Todesfällen findet sich gar in 72 % der Fälle keine Übereinstimmung zwischen klinisch angenommenem und autoptisch festgestelltem Grundleiden, hinsichtlich der unmittelbaren Todesursache in 45,8 % keine Übereinstimmung.

Zahlreiche Untersuchungen haben die Diskrepanzen zwischen klinisch und autoptisch festgestellter Todesursache differenziert und operationalisiert (Hauptfehler I, Hauptfehler II, Nebenfehler) (Tab. 11.1). Nach verschiedenen Statistiken zeigen sich dabei Hauptfehler I mit Folgen für Therapie und Überleben des Patienten in 11 bis 25 % der Todesfälle, Hauptfehler II ohne Konsequenzen für Therapie und Überleben in 17 bis 40 % der Todesfälle.

Nach einer Metaanalyse von Shojania et al. haben die Hauptfehler I zwar in den letzten vier Jahrzehnten abgenommen, sie finden sich aber immer noch bei ca. 8–10 % der Todesfälle. Hierbei ist allerdings zu berücksichtigen, dass die Rate der Übereinstimmung bzw. Nicht-Übereinstimmung zwischen klinisch und autoptisch festgestellter Todesursache von zahlreichen Variablen abhängig ist, etwa

- der Definition
- der ausgewerteten Krankheitsklasse
- dem Lebensalter
- dem untersuchten Patientengut (ambulant, stationär, spezialisiertes Krankenhaus)
- der Dauer des Klinikaufenthaltes
- der Vorhersehbarkeit des Ablebens (erwarteter, nicht erwarteter Todesfall)
- der Obduktionsrate.

Tab. 11.1 Übereinstimmung zwischen klinisch und autoptisch festgestellter Todesursache. Klinische Hauptdiagnose vs. Sektionsbefund. (Quelle: Bundesärztekammer 2005)

Studie	Pathologie Berliner Charité 1981–1995 (%)	Pathologie Münster 1978–1987 (%)	Görlitzer Studie 1978–1987 (%)	Englische Studie (Mercer und Talbot 1985) (%)
Vollständige oder weitgehende Übereinstimmung	58	65	55	47
Unterschiede in Grundleiden und Todesursache	42		45	
Ohne Konsequenzen für Therapie und Überleben (Hauptfehler II)	18	17	20	40
Mit Folgen für Therapie und Überleben (Hauptfehler I)	11	18	25	13

Ein diese Variablen differenziert erfassender Vergleich zwischen klinisch und autoptisch festgestellter Todesursache liegt bislang nicht vor und ist bei den rechtlichen Rahmenbedingungen zur Durchführung von klinischen Sektionen für die Bundesrepublik Deutschland auch nicht zu erwarten. Dies gilt insbesondere für ambulante Todesfälle, die kaum jemals einer außergerichtlichen Obduktion zugeführt werden.

Dem Hauptfehler I würde entsprechen der Begriff Fehldiagnose, von dem auszugehen ist, wenn aufgrund abgeschlossener diagnostischer Entscheidungsprozesse eine Erkrankung bei einem Patienten definitiv angenommen wird, die sich später als unrichtig erweist und wenn eine Behandlung eingeleitet wurde, die dem später erkannten Krankheitsbild nicht gerecht wird und sich durch das Nicht-Erkennen der tatsächlich vorliegenden Erkrankung die Prognose des betreffenden Patienten verschlechtert.

Merke Studien zeigen, dass die Bestimmung der Todesursache sowohl in der Klinik als auch am Sterbeort sehr fehlerhaft ist. Der Hausarzt sollte sich dieser Problematik bewusst sein und so sorgfältig wie möglich die Todesursache dokumentieren. Die damit verbundene Unsicherheit wiegt umso schwerer, da der die Leichenschau durchführende Arzt im ambulanten Bereich keine Möglichkeit hat, eine Klärung der Todesursache durch eine Obduktion zu veranlassen.

Besondere Leichenschaukonstellationen

Todesfälle in der Arztpraxis – Verhalten bei fraglich iatrogenen Todesfällen

Gemessen an der Zahl von ca. 820.000 Todesfällen pro Jahr in der Bundesrepublik Deutschland sind Todesfälle in der Praxis des niedergelassenen Arztes eine Seltenheit. Eine retrospektive Untersuchung registrierte 72 Fälle in 20 Jahren im Versorgungsgebiet des Institutes für Rechtsmedizin der Universität zu Köln. Betroffen waren neben radiologischen Praxen vor allen Dingen konservative Fächer, überwiegend allgemeinmedizinische Praxen. In 18 % der Fälle wurde der Patient als Notfall eingewiesen, in 61 % kam es zum Todeseintritt während des Praxisaufenthaltes, in 21 % während der ärztlichen Behandlung.

Im Zusammenhang mit Todesfällen in der eigenen Praxis treffen den Arzt keine anderen Pflichten als bei sonstigen plötzlichen Todesfällen im Krankenhaus, am Arbeitsplatz oder in der Öffentlichkeit. Gleichwohl sind Todesfälle in der eigenen Praxis für den niedergelassenen Kollegen immer belastend, da sie Aufsehen erregen (andere Patienten anwesend, Bestatter wird zur Praxis gerufen, Gerüchte kursieren) und u. U. behördliche Ermittlungen einsetzen.

Denn: Ein Patient stirbt heute entweder zu Hause (unter hausärztlicher Betreuung) oder im Krankenhaus, aber nicht in der Praxis des Hausarztes. Der Arzt sieht sich naturgemäß dem Verdacht ausgesetzt, entweder ein akut lebensbedrohliches Grundleiden übersehen oder den Tod durch falsche Maßnahmen verursacht zu haben.

Für die Rekonstruktion und Bewertung von Todesfällen in der ärztlichen Praxis sind folgende Punkte von Relevanz:

- Wie kam der Patient in die Praxis (einbestellt, auf eigene Veranlassung, als Notfall)?
- Wie lautete die Diagnose zum Grundleiden, war mit dem Ableben des Patienten zu rechnen?
- Handelt es sich bei dem behandelnden Arzt um einen Kollegen, der den Patienten nicht kannte (Konsiliarius, Notdienstarzt)?
- Betroffenes Fachgebiet?
- Wann trat der Tod ein (vor, während, nach Kontakt zum Arzt; im Zusammenhang mit diagnostischen oder therapeutischen Maßnahmen)?
- Welche Maßnahmen wurden eingeleitet (Reanimation, Alarmierung des Notarztes)?

Im Vordergrund des Interesses der Ermittlungsbehörden stehen dabei Todesfälle im unmittelbaren Zusammenhang mit einem ärztlichen Eingriff (iatrogener Zwischenfall), da hier zureichende tatsächliche Anhaltspunkte für einen Anfangsverdacht im Sinne des § 152 Abs. 2 StPO, der Tod sei auf (fehlerhafte) ärztliche Maßnahmen zurückzuführen, häufig gegeben sein können.

Auch andere Fallkonstellationen können rechtlich relevant werden, etwa wenn trotz Hinweis auf eine Notsituation ohne Rechtfertigungsgründe nicht unverzüglich die Behandlung aufgenommen wurde (Vorwurf der unterlassenen Hilfeleistung, § 323 c StGB) oder wenn bei endogenen bzw. iatrogenen Zwischenfällen überhaupt nicht bzw. unzureichend reanimiert wurde bzw. das Reanimationstrauma oder inadäquate Reanimationsmaßnahmen zur eigentlichen Todesursache werden. Das staatsanwaltschaftliche Ermittlungsverfahren wird in diesen Fällen im Hinblick auf § 222 StGB, fahrlässige Tötung, geführt.

Einige Fallkonstellationen seien kurz skizziert.

Tod ohne ärztlichen Eingriff

Ein älterer Patient mit jahrelangem insulinpflichtigem Diabetes und Sehstörungen wird, da ihm schlecht war, von der Nichte zur diensthabenden Notdienstärztin gebracht, nachdem zuvor der Besuch in der Arztpraxis telefonisch angekündigt worden war. Vor der Arztpraxis angekommen, habe sich der Mann nicht mehr aus eigener Kraft aus dem Pkw bewegen können. Vom Praxispersonal sei der Nichte nicht geholfen worden, die Notdienstärztin habe sich den Patienten nicht angeschaut, da „er noch nicht dran sei." Die Nichte verbrachte den Onkel ins nächstgelegene Krankenhaus, wo er unmittelbar nach Aufnahme starb.

Todesursache war ein rezidivierender Myokardinfarkt bei schwerer Koronarsklerose. Ein Ermittlungsverfahren wegen fahrlässiger Tötung gegen die Notdienstärztin wurde eingestellt, da die Kausalität zwischen Nichttätigwerden und Todeseintritt nicht mit der erforderlichen Sicherheit nachgewiesen werden konnte; d. h. auch unmittelbares Tätigwerden der Notdienstärztin hätte nicht mit Sicherheit zum Überleben des Patienten geführt. Ein Verfahren wegen unterlassener Hilfeleistung gegen die Notdienstärztin führte zur Verurteilung.

Tod bei diagnostischen Maßnahmen

Ein 60 Jahre alt gewordener Mann begibt sich wegen „Magendrückens" in die Praxis eines niedergelassenen Arztes, den er zuvor noch nicht konsultiert hatte. Ein Ruhe-EKG sei ohne Befund gewesen. Bei einem Belastungs-EKG bricht der Mann zusammen und stirbt. Der niedergelassene Kollege bescheinigt einen natürlichen Tod. Der zur Reanimation hinzugezogene Notarzt sei mit dieser Qualifikation der Todesart nicht einverstanden gewesen, da die Reanimationsmaßnahmen bis zu seinem Eintreffen insuffizient gewesen seien.

Die Probleme der Leichenschau bei Tod in der ärztlichen Praxis unterscheiden sich ebenfalls nicht von den grundsätzlichen Problemen bei Todesfällen im Zusammenhang mit ärztlichen Maßnahmen bzw. unerwarteten Todesfällen trotz ärztlicher Behandlung.

Völlig unproblematisch sind die Fälle, in denen der Patient zufällig in der Praxis des Arztes einer diagnostizierten, lebensbedrohlichen Erkrankung trotz adäquater Therapie erlag.

War beim Patienten kein todeswürdiges Grundleiden bekannt und bleibt die Todesursache unklar, so ist im Interesse des Arztes eine objektive Todesursachenklärung durch Obduktion anzustreben, um nachträglichen Gerüchten und Vorwürfen vorzubeugen, ein lebensbedrohliches Krankheitsbild sei übersehen und falsche Maßnahmen seien eingeleitet worden. Bei unklarer Todesursache soll grundsätzlich auch die Todesart als medizinisch ungeklärt qualifiziert werden.

Auch bei unerwarteten Todesfällen im Zusammenhang mit diagnostischen und therapeutischen Eingriffen sollte die Todesart als ungeklärt qualifiziert werden, um eine behördlich veranlasste Todesursachendiagnostik zu ermöglichen. Ein staatsanwaltschaftliches Ermittlungsverfahren dient – auch wenn nach außen ein anderer Eindruck entsteht (Polizei in der Praxis, Vernehmung auch des Praxispersonals) – zunächst der Feststellung des Sachverhaltes, insbesondere durch Beschlagnahme der Krankenunterlagen und des Leichnams. Dabei sind „nicht nur die zur Belastung, sondern auch die zur Entlastung dienenden Umstände zu ermitteln“ (§ 160 Abs. 2 StPO). Von den im Original beschlagnahmten Krankenunterlagen sollte eine Kopie für eigene Zwecke (Weiterleitung an den Haftpflichtversicherer, Beratung durch einen Anwalt) einbehalten werden.

Die nicht geringe Zahl von eingestellten Ermittlungsverfahren zeigt, dass die behördlichen Ermittlungen häufig zu dem Ergebnis führen, dass ein strafrechtlich relevanter Vorwurf nicht erhoben werden kann. Auf der Basis des Obduktionsbefundes kann fundiert zu Grundleiden, Todesursache, eventueller ärztlicher Fahrlässigkeit und Kausalität für den Todeseintritt

Stellung genommen werden. Die Erfahrung zeigt, dass in entsprechend gelagerten Fällen durch die Obduktion oftmals in Ausmaß und Intensität nicht vermutete Grundleiden offenbar werden, bei denen ein kausaler Zusammenhang zwischen vermuteter ärztlicher Pflichtwidrigkeit und Todeseintritt nicht mit der erforderlichen Sicherheit postuliert werden kann. Dies gilt namentlich für kardiovaskuläre Grundleiden.

Hier bewahrheitet sich immer wieder der Satz, den der französische Philosoph Michel Foucault in seinem Buch „Die Geburt der Klinik“ in Bezug auf den Paradigmenwandel der Medizin im 18. Jahrhundert geprägt hat, dass die Krankheit erst durch die Obduktion vom Dunkel des Lebens in das Licht des Todes tritt.

Ist ex ante ersichtlich, dass dem Arzt Vorwürfe bezüglich des Ablebens des Patienten gemacht werden (Behandlungsfehler, unterlassene Hilfeleistung, unzureichende Reanimation insbesondere bei Todesfällen in unmittelbarem Zusammenhang mit ärztlichen Maßnahmen), gelten folgende Überlegungen: Einerseits ist der Arzt im Rahmen der ihm obliegenden Pflichten bei der ärztlichen Leichenschau verpflichtet, seine Feststellungen sorgfältig nach bestem Wissen und Gewissen zu treffen. Andererseits gilt in unserer Rechtsordnung allgemein der Grundsatz, dass sich niemand selbst strafrechtlichen Ermittlungen auszusetzen braucht.

In der Person des leichenschauenden Arztes kann hier eine echte Interessenkollision zwischen ordnungsgemäß durchzuführender Leichenschau und der dadurch ausgelösten Gefahr, Beschuldigter in einem staatsanwaltschaftlichen Ermittlungsverfahren zu werden, bestehen. Der in einem derartigen Interessenkonflikt stehende Arzt kann etwa einen Kollegen bitten, nach Information über die Todesumstände die Leichenschau mit Qualifikation der Todesart vorzunehmen.

Zu warnen ist davor, bei unklaren Verhältnissen im eigenen Interesse einen natürlichen Tod zu bescheinigen, da – sollten später Verdachtsmomente gegen den Arzt laut werden und der Todesfall zu behördlicher Kenntnis gelangen – der Arzt sich dem Argwohn ausgesetzt sieht, er habe einen Behandlungsfehler vertuschen wollen.

In jedem Fall sollte der Arzt, der u. U. als Beschuldigter in einem Ermittlungsverfahren in Betracht kommt, jedoch seine Rechte gegenüber den Ermittlungsbehörden wahrnehmen, seine Obliegenheitspflichten gegenüber dem Haftpflichtversicherer beachten und sich fachkundig anwaltlich beraten lassen (Tab. 11.2). Selbstverständlich kann der betroffene Kollege – nach Rücksprache mit der Haftpflichtversicherung – einen Anwalt seines Vertrauens mandatieren, ggf. gibt der Versicherer Empfehlungen; es sollte gewährleistet sein, dass der Anwalt mit Arzthaftungssachen vertraut ist.

Im Gespräch mit den Angehörigen, dem der betroffene Arzt nicht ausweichen sollte, sollte der Sachverhalt für den Laien

Tab. 11.2 Verhalten bei Behandlungsfehlervorwurf. (Nach Pribilla 1988)

1.	**Sicherung aller Beweismittel**
	Krankengeschichte
	• Aufklärung und Einwilligung • Behandlungsplan • Operationsbericht • verwendete Spritzen, Geräte, Blutkonserven etc.
2.	**Im Todesfall**
	• Todesbescheinigung • gerichtliche Obduktion
3.	**Gespräch mit Patienten/Angehörigen**
	• beteiligter Arzt selbst • mit Zeugen • schriftlich fixieren
4.	**Versicherung**
	• Obliegenheitspflichten beachten • keine Schuldanerkenntnis • sofortige Meldung an Versicherung
5.	**Staatsanwaltschaft**
	• Zeuge: § 55 StPO bei informeller Vernehmung keine Aussage; persönliche Aufzeichnung und Fotokopien aller ärztlichen Unterlagen • Beschuldigter: vor eventueller Aussage Anwalt/Versicherung/nur schriftlich

verständlich ohne Schuldzuweisungen oder Schuldeingeständnisse dargestellt werden. Es empfiehlt sich in jedem Fall, zum Gespräch mit den Angehörigen Zeugen (Kollegen, Sprechstundenhilfe) beizuziehen.

Selbstverständlich sollte ein genaues Protokoll über die zum Tode führenden Umstände des Patienten in der Praxis angefertigt werden, eine nachträgliche „Retouchierung" von Behandlungsunterlagen ist natürlich völlig indiskutabel.

Im eigenen Interesse sollte der Arzt auf eine objektive Todesursachenklärung durch Obduktion hinarbeiten. Die Erfahrungen einer retrospektiven Analyse aus Köln zeigen jedoch, dass nur in 18 % der Fälle die Todesursache bei Behandlungsfehlervorworf durch eine gerichtliche Obduktion geklärt wurde. Ermittlungsseitig bestand Interesse nur an der Aufklärung solcher akuter Todesfälle, die während des Heileingriffes eintraten. Überwiegend wurde die Todesursache aus der Aktualität des Todeseintritts abgeleitet, ohne dass dies durch Anamnese und objektive Befunde hinreichend substanziiert worden wäre.

Sollte behördlicherseits auf eine Sachverhaltsaufklärung verzichtet worden sein, kann der Arzt nach Einstellung des Ermittlungsverfahrens bei kursierenden Gerüchten von sich aus die Gutachterkommission bzw. Schlichtungsstelle der zuständigen Ärztekammer anrufen. Bezüglich der Reanimation ergab die retrospektive Kölner Untersuchung interessante Aspekte: Reanimationsmaßnahmen werden jetzt auch von den niedergelassenen Kollegen durchgeführt, ggf. wird der Notarzt in der Praxis zur Reanimation hinzugezogen.

Ein Verzicht auf Reanimation mit Hinweis darauf, dass man als niedergelassener Arzt hierin nicht geübt sei, kann bereits einen Verdachtsmoment gegen den Arzt darstellen, insbesondere, wenn Untersuchungsverfahren in der Praxis vorgehalten werden, bei deren Anwendung Reanimationsbedürftigkeit eintreten kann.

Wird der Arzt nach einem Zwischenfall informatorisch als Zeuge befragt, ist er grundsätzlich verpflichtet, wahrheitsgemäß auszusagen. Nach § 55 Abs. 1 StPO kann er jedoch auf jene Fragen die Auskunft verweigern, deren wahrheitsgemäße Beantwortung ihn selbst der Gefahr aussetzt, wegen einer Straftat oder Ordnungswidrigkeit verfolgt zu werden. Ist der Arzt bereits formell Beschuldigter, empfiehlt es sich, erst nach sachkundiger anwaltlicher Beratung substanziiert schriftlich Stellung zu nehmen.

► **Merke** Bei fraglich iatrogener Todesursache sollte der Leichenschauer die Ermittlungsbehörde informieren, auch um sich dem Vorwurf der Vertuschung zu entziehen.

Kachexie, Dekubitus, Pflegeschäden, Exsikkose

Gerade ältere Verstorbene sind häufig untergewichtig, weisen Pflegeschäden, eine Exsikkose oder Dekubitalulzera auf. Malnutration, Kachexie und Sarkopenie sind durch eine Gewichtsabnahme und/oder Veränderung der Körperzusammensetzung gekennzeichnet (Bauer et al. 2008). Eine Kachexie ist beispielsweise gekennzeichnet durch einen progressiven Gewichtsverlust mit ausgeprägtem Abbau von Muskelmasse bei Vorliegen einer akuten oder – meist – chronischen Inflammation (Tab. 11.3).

Bei der Malnutration erfolgt aufgrund einer unzureichenden Nahrungsmenge ein bevorzugter Abbau der Fettreserven gegenüber der fettfreien Masse (Tab. 11.4). Diagnostische Kriterien sind u. a. Gewichtsabnahme, ein BMI < 20 kg/m^2 sowie eine verringerte Zufuhr an Makro- und Mikronährstoffen.

Der Begriff Sarkopenie bezeichnet einen altersassoziierten übermäßigen Verlust an Muskelmasse und besonders auch

Tab. 11.3 Diagnostische Kriterien der Kachexie

• Unbeabsichtigter Gewichtsverlust ($\geq$5 %)
• BMI < 20 kg/m^2 bei unter 65-jährigen
< 22 kg/m^2 bei über 65-jährigen
• Albumin < 35 g/l
• Reduzierte fettfreie Körpermasse
• Hinweis auf Zytokinüberschuss (z. B. erhöhtes CRP)

Quelle: Bauer et al. (2008) Malnutrition, Sarkopenie und Kachexie im Alter – Von der Pathophysiologie zur Therapie. DMW 133: 305–310

Tab. 11.4 Ursachen und Triggerfaktoren der Malnutrition im Alter

Altersveränderungen
• Vermindertes Appetitgefühl im Alter
• Frühes und lang anhaltendes Sättigungsgefühl
• Reaktionsstarre der Appetitregulation
• Störungen des Geruchs- und Geschmackssinnes
Erkrankungen
• Schwerwiegende Akuterkrankungen
• Chronische Erkrankungen
• Unerwünschte Arzneimittelwirkungen
• Delirante, depressive oder demenzielle Syndrome
Behinderungen mit Einschränkungen bei
• Nahrungsbeschaffung
• Nahrungszubereitung
• Nahrungsaufnahme (z. B. Kau- und Schluckstörungen)
Soziale Faktoren
• Niedriger sozioökonomischer Status
• Einschneidende biographische Ereignisse
• Einsamkeit und andere soziale Faktoren

Quelle: Bauer et al. (2008) Malnutrition, Sarkopenie und Kachexie im Alter – Von der Pathophysiologie zur Therapie. DMW 133: 305–310

Muskelkraft. Eine Kachexie im Alter entsteht meist in der Folge einer prädisponierenden Grunderkrankung (z. B. chronische Herzinsuffizienz, Tumorerkrankung, chronische Niereninsuffizienz). In jedem Einzelfall sind die Ursachen einer Kachexie zu eruieren (krankheitsbedingt oder unzureichende Versorgung). Bei unzureichender Versorgung (Ernährung als auch Flüssigkeit) stellt sich natürlich die Frage nach der Todesart. Keinesfalls ist eine „Sterbenachhilfe“ durch Nahrungs- und Flüssigkeitsrestriktion von Patienten, die sich noch nicht im Sterbeprozess befinden, zulässig. Derartige Fälle von „Sterbenachhilfe“ wären als nicht natürliche Todesart zu werten.

Dekubitalulzera – in der Regel über dem Os sacrum und den Fersen – sind lokale Schädigungen der Haut und des darunter liegenden Gewebes aufgrund längerer Druckbelastung mit Beeinträchtigung der Hautdurchblutung. Dekubitalulzera werden nach Shea in vier Grade unterteilt:

- *Grad 1:* nicht wegdrückbare, umschriebene Hautrötung bei intakter Haut.
- *Grad 2:* Teilverlust der Haut; **Epidermis** bis hin zu Anteilen des **Koriums** sind geschädigt.
- *Grad 3:* Verlust aller Hautschichten einschließlich Schädigung oder **Nekrose** des **subkutanen** Gewebes.
- *Grad 4:* Verlust aller Hautschichten mit ausgedehnter Zerstörung, Gewebsnekrose oder Schädigung von **Muskeln** (Abb. 11.1a, b).

Hinsichtlich der Dekubitusprävention sind folgende Fragestellungen zu beantworten:

- Wo, zu welchem Zeitpunkt und unter welchen Umständen entwickelte sich das Druckulcus?
- Welche intrinsischen und extrinsischen Risikofaktoren wurden identifiziert?
- War das Präventionsmanagement adäquat im Hinblick auf die identifizierten Risikofaktoren?
- Wurde der Patient konsequent überwacht?
- Wurde der Patient adäquat therapiert?
- Wurde eine adäquate Dokumentation durchgeführt?

Merke Eine Vernachlässigung, die zum Tode führt, ist als unnatürliche Todesursache zu klassifizieren.

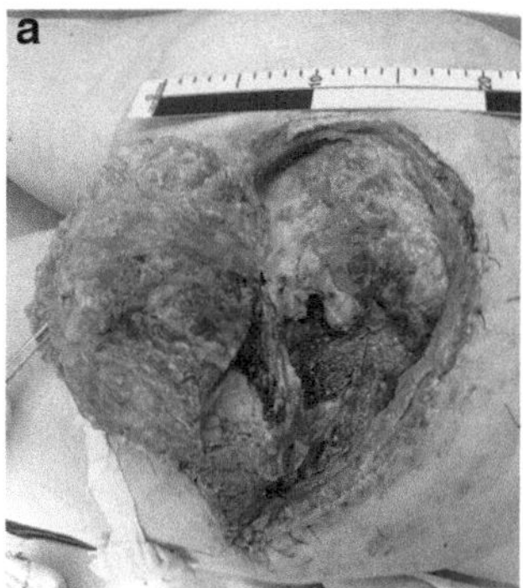

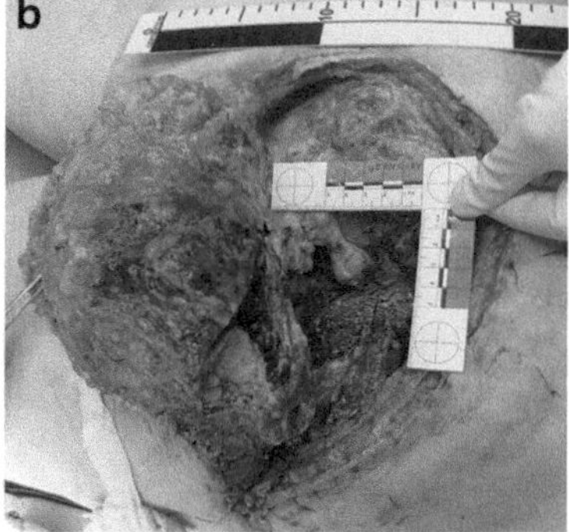

Abb. 11.1 65 Jahre alt gewordene Frau mit Hemiplegie infolge einer Fraktur der Brustwirbelsäule. Länger andauernde Hospitalisation wegen Infektionen. Dabei Entwicklung eines Druckulcus. Todesursache: Urosepsis

Plötzlicher Kindstod/SIDS

Der Plötzliche Kindstod ist ein jahrtausendelang bekanntes Phänomen, von dem überwiegend Säuglinge im 1. Lebensjahr betroffen sind, die ohne vorherige Krankheitszeichen oder Störungen des Verhaltens tot im Bett aufgefunden werden. Allgemeine Diagnosekriterien des SIDS sind dabei:

- plötzlicher unerwarteter Tod eines Kindes jünger als 1 Jahr
- der tödliche Zwischenfall hat offensichtlich in der Nacht stattgefunden (vermutlich während des Schlafes)
- die Todesursache bleibt nach sorgfältiger Untersuchung inklusive einer vollständigen Obduktion sowie einer Überprüfung der Todesumstände und der Krankengeschichte unklar

Die Definitionen und die Diagnosekriterien des Plötzlichen Kindstodes finden sich in der folgenden Übersicht:

Plötzlicher Kindstod – Definitionen und Diagnosekriterien (nach Krous et al. 2004)

Kategorie IA SIDS
Klassische Kenndaten des SIDS sind vorhanden und vollständig dokumentiert.

Jede der folgenden Voraussetzungen ist erfüllt:

Klinisch

- älter als 21 Tage und jünger als 9 Monate
- unauffällige klinische Vorgeschichte einschließlich normaler Schwangerschaftsdauer ($\geq$ 37 Wochen)
- normales Wachstum und Entwicklung
- keine ähnlichen Todesfälle unter Geschwistern, genetisch nahen Verwandten (Onkel, Tanten oder Cousins ersten Grades) oder anderen Kindern, die sich in der Obhut der gleichen Betreuungsperson befinden

Todesumstände

- Untersuchung der Orte, an dem sich die zum Tode führenden Umstände ereignet haben können, und Bestätigung, dass sie keine Erklärung für den Tod abgeben
- die Schlafumgebung ist sicher und zeigt keine Anzeichen eines unfallbedingten Todes

Obduktion

- Fehlen potenziell tödlicher pathologischer Befunde; kleinere entzündliche Infiltrate des Atmungstraktes sind akzeptabel; intrathorakale petechiale Einblutungen sind ein unterstützender, jedoch nicht zwingender oder diagnostischer Befund
- kein Nachweis eines unerklärten Traumas, Missbrauchs, Vernachlässigung oder unabsichtlichen Verletzung
- kein Nachweis eines erheblichen Stresseffekts auf den Thymus
- negative Resultate der toxikologischen, mikrobiologischen, radiologischen, postmortal biochemischen und Stoffwechseluntersuchungen

Kategorie IB SIDS

- klassische Kenndaten des SIDS liegen vor, sind aber unvollständig dokumentiert
- die Anforderungen der allgemeinen Definition werden erfüllt
- alle Kriterien des Kategorie IA SIDS sind erfüllt, außer Untersuchung des Leichenfundortes und/oder der Durchführung einer der folgenden Analysen: Toxikologie, Mikrobiologie, Radiologie, postmortale Biochemie, Stoffwechselanalysen

Kategorie II SIDS

Kategorie II umfasst Todesfälle von Kindern, die die Kriterien der Kategorie I erfüllen außer $\geq$ der folgenden:

Klinisch

- Alter entspricht nicht Kategorie IA oder IB (d. h. 0–21 Tage oder 270 Tage (9 Monate) bis zum 1. Geburtstag)
- ähnliche Todesfälle unter Geschwistern, nahen Verwandten oder Kindern, die sich in der Obhut der gleichen Betreuungsperson befinden und die nicht unter dem Verdacht der Kindstötung oder anerkannter genetischer Anomalien stehen

Todesumstände

- äußeres Ersticken oder Ersticken durch „Überliegen" nicht sicher feststellbar

Obduktion

- abnormales Wachstum und Entwicklung werden nicht als Mitursache für den Todeseintritt bewertet
- Ausmaß entzündlicher Veränderungen nicht ausreichend, um den Tod zu erklären

In den Industrieländern ist der Plötzliche Kindstod nach wie vor die häufigste Todesursache in der Postneonatalperiode. Die SIDS-Inzidenz ist jedoch in den letzten Jahren stark rückläufig (0,461/1000 Lebendgeborene gegenüber 1,55/1000 Lebendgeborene 1991). Laut Todesursachenstatistik wurden 2010 164 Fälle der ICD-10 Position Nr. R95 „Plötzlicher Kindstod" zugeordnet.

Durch mehrere Fallkontrollstudien konnten folgende Risikofaktoren für den Plötzlichen Kindstod herausgearbeitet werden:

- Schlafen in Bauchlage
- Rauchen der Mutter während der Schwangerschaft
- Schlafen im Bett mit einem Erwachsenen
- Stillen unter zwei Wochen
- Externe Wärme während des Schlafs
- Kissen im Bett
- Geburtsgewicht < 2500 g

- Mehr als eine vorangegangene Geburt
- Alter der Mutter unter 20 Jahren
- Mutter lebt allein

Mit der Identifizierung vermeidbarer Risikofaktoren wie der Bauchlage von Säuglingen wurden Präventionskampagnen zur Vermeidung des SIDS initiiert. Parallel zur Bauchlage-Prävalenz sank auch die postneonatale Mortalität und die SIDS-Inzidenz.

Die Diagnose Plötzlicher Kindstod ist entsprechend internationaler Diagnosekriterien keine Leichenschaudiagnose, sondern kann erst nach Ausschöpfung aller Zusatzuntersuchungen gestellt werden. Die Verdachtsdiagnose Plötzlicher Kindstod ist immer abzugrenzen gegen spurenarme gewaltsame Todesfälle (Schütteltrauma, gewaltsames Ersticken). Auch in Deutschland sind mehrfach Fälle vermeintlich wiederholten Plötzlichen Kindstodes in einer Familie bekannt geworden, die sich nachträglich als gewaltsame Tötungen durch Ersticken herausstellten. Daher sollte bei allen vermeintlichen SIDS-Fällen eine gerichtliche Obduktion angestrebt werden, in dem die Todesart als nicht geklärt klassifiziert wird.

▶ **Merke** Die Todesursache „plötzlicher Kindstod" ist durch eine Leichenschau nicht von anderen Todesursachen abzugrenzen. Der Hausarzt muss daher immer von einer ungeklärten Todesart ausgehen.

Sonstige Todesfälle bei Kindern

Finden sich bei tot aufgefundenen Säuglingen und kleinen Kindern Hinweise auf eine äußere Misshandlung oder Vernachlässigung, muss unverzüglich die Kriminalpolizei informiert werden. Bei tödlichen Kindesmisshandlungen können jedoch äußerlich sichtbare Verletzungen spärlich sein oder vollständig fehlen, etwa beim Schütteltrauma oder bei stumpfen Bauchtraumen.

Vollendete Suizide sind bei Kindern eine Rarität, kommen aber gelegentlich vor und ergeben sich als solche aus der Auffindesituation.

Wohnungsleichen

Hierunter versteht man zufällig, häufig nach längerer Liegezeit tot aufgefundene Personen, teilweise mit fortgeschrittenen Leichenerscheinungen und oftmals ohne bekannte Krankheitsanamnese. Wohnungsleichen finden sich vor allen Dingen beim anonymen Sterben in städtischen Wohnsilos. Anlass für das Aufsuchen der Wohnung sind z. B. unangenehmer Geruch (Fäulnis), überquellender Briefkasten, nicht bezahlte Rechnungen, unter der Tür hervorkriechende Fliegenmaden. Ursache für eine soziale Isolation ist häufig Alkoholismus. Hinweisgebend kann hier bereits der Wohnungszustand sein (verwahrlost, verdreckt, unzählige leere Alkoholflaschen, beblutete Handtücher in der Wohnung, z. B. benutzt zur Kompression sturzbedingter Platzwunden).

Aufgrund einer retrospektiven Analyse hat die Arbeitsgruppe von Verhoff für den Begriff Wohnungsleiche folgende Definition vorgeschlagen:

> „Nach einer Postmortalzeit ca. mindestens 24 Stunden in einer privaten Wohnung oder in einem privaten Haus tot aufgefundene Person, möglicherweise mit fortgeschrittenen Leichenerscheinungen und daraus resultierenden Schwierigkeiten bei der Identifizierung. Oftmals sind die Verstorbenen ohne bekannte Krankheitsanamnese. Anlass für das Aufsuchen der Wohnung sind häufig besorgte Bekannte (Nachbarn, Vermieter etc.) oder Verwandte nach frustranen Kontaktversuchen, aber auch unangenehmer Geruch aus der Wohnung (Fäulnisgase), ein überquellender Briefkasten oder nicht bezahlte Rechnungen. Ein Großteil der Personen lebte sozial isoliert und betrieb Fremdstoffmissbrauch. Männer sind häufiger betroffen als Frauen. Das Sterbealter liegt durchschnittlich in der 6. Lebensdekade und damit deutlich unter der durchschnittlichen Lebenserwartung.“

Insbesondere die vier Kriterien „fortgeschrittene Leichenerscheinungen“, „soziale Isolation“, „oftmals unklare Todesursache“, „Schwierigkeiten bei der Identifikation“ waren im Untersuchungsgut der Arbeitsgruppe Verhoff verifizierbar.

Merke Bei Wohnungsleichen sollte der Hausarzt i. d. R. die Todesart als ungeklärt klassifizieren. Die fortgeschrittene Leichenerscheinung ist für den Hausarzt eine Ausnahmesituation, sodass ihm die Erfahrung in der Beurteilung dieser Situation fehlt.

Mehr als eine Leiche am Fundort – Mehrfachleichenfund

Unter dem Oberbegriff „Mehrfachleichenfund" wurde das Obduktionsmaterial des Instituts für Rechtsmedizin der Universität Berlin retrospektiv ausgewertet und in folgende Kategorien eingeteilt:

- Auffinden von mehr als einer Leiche am Fundort
- Leiche und Überlebende am Fundort
- Leiche und Tierkadaver am Fundort

Selbstverständlich kann auch das Auffinden eines Tierkadavers mit dem Verstorbenen bzw. einem gesundheitlich Beeinträchtigten Hinweise auf die Entstehungsursache der Schädigung geben. Beim Mehrfachleichenfund kommen kriminalistisch folgende Ursachen in Betracht:

- Tötung
- Tötung mit Überlebendem
- Tötung mit Tätersuizid
- Tötung mit Suizidversuch
- Suizid
- erweiterter Suizid
- Suizid mit Überlebendem
- Unfall
- Unfälle allgemein
  - Arbeitsunfälle
  - Verkehrsunfälle
- Tod durch Krankheit

Der zufällig quasi gleichzeitige Tod zweier Personen aus innerer krankhafter Ursache ist eine absolute Rarität.

Tötung durch äußere Gewalt (Würgen, Drosseln, stumpfe Gewalt, Schuss) sollte bei sorgfältiger Leichenschau immer relativ schnell erkennbar sein. Bei fehlenden äußeren Verletzungszeichen ist immer an eine akzidentelle bzw. absichtliche Vergiftung zu denken. Bis vor einigen Jahren spielte beim Mehrfachleichenfund in einer Wohnung die CO-Intoxikation eine herausragende Rolle. Die CO-Intoxikation ist bei sorgfältiger Leichenschau immer erkennbar. Die Verkennung der Todesursache durch unsorgfältige Leichenschau mit Schädigung weiterer Lebender, die in den gleichen Räumen zu Tode kamen, hat bereits zur Verurteilung eines Arztes wegen fahrlässiger Tötung geführt.

Ein gemeinsamer oder erweiterter Suizid ergibt sich teilweise aus den getroffenen Arrangements (Vorbereitungshandlung zum Suizid, Abschiedsbriefe, Warnhinweise wie „nicht ins Wasser fassen" beim Stromtod in der Badewanne, „nicht trinken: Gift!"; Tab. 11.5). Gelegentlich verbirgt sich hinter einem Mehrfachleichenfund auch bei im ersten Anschein für unauffällig

Tab. 11.5 Vorbereitungs- und Nebenhandlungen mit Hinweischarakter auf Suizid. (Nach Patscheider und Hartmann 1993)

Vorbereitungshandlungen: sollen den Eintritt des Todes sichern
Begehung an einem entlegenen Ort (um evtl. Rettung auszuschließen)
Günstige Zeit (Nacht, allein zu Hause)
Selbstfesselung (um bei Suizid durch Ertrinken oder Erhängen Selbstrettung zu verhindern)
Vor suizidaler Schussabgabe Überprüfung der Funktionsfähigkeit einer Waffe (Schuss in die Luft, Erschießen eines Tieres)
Kombination mehrerer Suizidmethoden (Schuss in den Kopf in Suspensionssituation, suizidale Medikamenteneinnahme in der wassergefüllten Badewanne)
Anbringen von Warnhinweisen für die Umgebung (Vorsicht Gift, Strom; Explosionsgefahr)
Nebenhandlungen
Abschiedsbriefe
Aufstellen von Bildern nahestehender Personen
Selbstaufbahrung

gehaltenen Verhältnissen und fehlenden gravierenden äußeren Verletzungszeichen ein Tötungsdelikt.

Merke Bei Auffindung von mehr als einer Leiche an einem Fundort ist auch bei Fehlen grobsichtig erkennbarer äußerer Verletzungszeichen bis zum Beweis des Gegenteils immer von einem nicht natürlichen Tod auszugehen.

Tod nach Schenkelhalsfraktur

Unter den verkannten nicht natürlichen Todesfällen finden sich in großer Zahl Todesfälle nach Schenkelhalsfrakturen, die bei Frauen ca. 30 % der nicht natürlichen Todesfälle ausmachen. Gerade in dieser Fallgruppe wird von den Klinikern oft ein natürlicher Tod attestiert, der Kausalzusammenhang zwischen Tod und Trauma nicht erkannt bzw. die Fraktur als Begleitleiden gewertet.

Disse und Geissler (1984) haben sich mit der Problematik des Kausalzusammenhangs bei Tod nach Schenkelhalsfraktur befasst. Von 82 autoptisch untersuchten Fällen wurde bei folgenden Todesursachen die Kausalität zwischen Trauma und Todeseintritt bejaht (Tab. 11.6):

- Bronchopneumonie
- Lungenthrombembolie
- Fettembolie
- (Magen-)Ulkusperforation
- hämorrhagischer Schock

Bei akutem Myokardinfarkt wurde die Kausalität verneint bzw. war fraglich, da den vorbestehenden, unfallunabhängig progredienten Erkrankungen ein eigenständiger Stellenwert für den Todeseintritt zugesprochen wurde. In weit mehr als der Hälfte der Fälle besteht also Kausalität zwischen Unfall und Todeseintritt nach Schenkelhalsfraktur.

Tab. 11.6 Kausalität zwischen Trauma und Todesursache bei Tod nach Schenkelhalsfraktur. (Nach Disse und Geissler 1984)

n = 82; weiblich 57, männlich 25			
Altersdurchschnitt: 82,8 Jahre; weiblich 65–96, männlich 70–95			
Osteosynthese in 75,6 % der Fälle			
Intervall Trauma und Todeseintritt:	3 Tage–3,5 Monate 1 Woche: n = 21 2–4 Wochen: n = 37 >1 Monat: n = 7 nicht bekannt: n = 17		
Todesursachen	n	[%]	Kausalität
Bronchopneumonie	38	46,3	+
Akuter Myokardinfarkt/ Koronarinsuffizienz	13	15,8	–/?
Lungenthrombembolie	9	11	+
Dekompensierte Hypertonie	9	11	–
Massive Fettembolie	7	8,5	+
Nierenversagen bei Harnwegsinfekt	3	3,6	
Herzklappenvitium	1		–
Peritonitis nach Ulkusperforation	1		+
Hämorrhagischer Schock nach Hüftendoprothesenoperation	1		+

Verdachtsdiagnose zur Todesursache – abgeleitet aus Leichenschaubefund und Auffindungssituation

Dass eine äußerst subtile Erhebung von Befunden begründete Verdachtsdiagnosen zur Todesursache auch bei einem dem Arzt unbekannten Verstorbenen erlaubt, zeigt folgende Falldarstellung:

Auffindesituation:
Ein 28-jähriger Mann sei im Februar von der Ehefrau in einer ungeheizten Gartenlaube und nur mit einem Unterhemd

bekleidet, leblos auf einem Sofa liegend, aufgefunden worden. Diese berichtet nun, dass er vor einigen Tagen im ehelichen Streit dorthin gezogen sein soll, nachdem er seiner Frau gegenüber handgreiflich geworden sei. Er habe in den letzten Tagen über Übelkeit geklagt. Seit mehreren Wochen habe er, aufgrund von Rückenschmerzen, Ibuprofen eingenommen. Des Weiteren sei er seit der Kindheit insulinpflichtiger Diabetiker gewesen. Die Türe sei primär nicht verschlossen gewesen, ein Fenster habe weit offen gestanden. Die Gartenlaube ist sehr unaufgeräumt und überall liegen Kleidungsstücke herum.

Leichenschaubefunde:
Äußerst spärlich ausgeprägte rötliche Totenflecke an der Körpervorderseite unter Aussparung von Aufliegeflächen. Die Nagelbetten dunkel-livide. Die Totenstarre in allen Gelenken kräftig ausgeprägt, in den Ellenbogengelenken mit teigig-wächsernem Widerstand. In den Augenlidbindehäuten vereinzelte punktförmige, aber überwiegend stecknadelkopfgroße Blutungen; die Bindehäute gerötet und gefäßgezeichnet. An der Nase reizlos imponierende Oberhautverluste, diese ebenso an einzelnen Fingerkuppen. Aus dem Mund eine schwärzliche Abrinnspur. In der Mundhöhle steht wie mit Kaffeesatz durchsetzte, braunschwarze Flüssigkeit. Reichlich kaffeesatzartige Anhaftungen auf der feucht durchtränkten Sitzfläche des Sofas unter dem Kopf. An beiden Unterarmen ältere feine strichförmige, gruppierte, parallel gestellte Narben sowie teils in Abheilung beginnende Oberhautanritzungen. Die Bauchhaut weist zahlreiche, feine, punktförmige Verschorfungen mit umgebenden Hautverfärbungen auf. Die Haut über beiden Hüften, über den streckseitigen Kniegelenken und Ellenbögen flächenhaft gerötet, teils rötlich-livide verfärbt; keine Wegdrückbarkeit.

Zur Feststellung der Todesursache bei der Leichenschau bedarf es der Berücksichtigung aller vorhandenen Faktoren, wie z. B. der Umgebung (Wohnung), körperlicher Befunde und der Krankengeschichte. Im vorliegenden Fall gibt es zahlreiche Informationen, die schlüssig gefiltert, zusammengefügt und zu einer medizinisch nachvollziehbaren Kausalkette einer Todesursache mit zugrunde liegender Erkrankung (Grundleiden) gegliedert werden müssen. Zunächst gibt es am Leichnam selbst konkret fassbare Befunde eines Blutverlustes: spärlich ausgeprägte Totenflecke und hämosiderinhaltiger Ausfluss (Kaffeesatz) aus dem Mund, der auf eine obere gastrointestinale Blutung hinweist und hier durch die Bauchlage sogar begünstigt gewesen ist. Durch die Angabe der dauerhaften Einnahme von Ibuprofen mit häufigen Nebenwirkungen im Verdauungstrakt und der Entstehung peptischer Ulzera ergibt sich ein konkreter Anhaltspunkt für die mögliche Ursache einer derartigen Blutung. Die gastrointestinale Blutung (durch die dauerhafte Einnahme von Ibuprofen) ist somit das Grundleiden und steht am Beginn der zum Tode führenden Kausalkette.

Die Auffindungssituation ergibt weitere Anhaltspunkte zur Todesursache. Der Mann lag nur mit einem Unterhemd bekleidet im Februar in einer ungeheizten Gartenlaube bei weit geöffnetem Fenster. Der Bekleidungszustand erscheint im Bezug auf die Witterungsverhältnisse ungewöhnlich. Des Weiteren fallen in der Umgebung verstreut Kleidungsstücke auf, die an eine sog. Kälteidiotie im Rahmen einer Hypothermie denken lassen. Am Leichnam finden sich weiterhin neben der charakteristischen Auffindesituation und typischen hellroten Totenflecken bei Lagerung des Leichnams in der Kälte Befunde einer Unterkühlung in Form sog. Kälteerytheme über den Gelenken.

In der Zusammenschau aller Befunde ergibt sich somit der Verdacht auf eine möglicherweise medikamentös induzierte obere gastrointestinale Blutung (Grundleiden), die durch den Blutverlust zu einer gesundheitlichen Beeinträchtigung/Bewusstseinsstörung geführt und eine Unterkühlung als letztendliche Todesursache in der Gartenlaube begünstigt hat.

Raub mit Todesfolge

Ein Antiquitätenhändler und seine Lebensgefährtin wurden leblos in der gemeinsamen Wohnung aufgefunden, er am Schreibtisch sitzend, sie im Flur liegend. Auffällige Befunde bei der

Leichenschau waren Vertrocknungen von Nasenrücken und häutiger Ober- und Unterlippe sowie einzelne Einblutungen der Mundvorhofschleimhaut, die sich durch Grundleiden und Auffindesituation nicht erklären ließen (Abb. 11.2a, b).

Als vorbestehende Organerkrankungen fand sich jeweils eine schwere allgemeine Arteriosklerose und Koronarsklerose mit alten Myokardinfarkten sowie Myokardhypertrophie.

Die chemisch-toxikologischen Untersuchungen an Blut und Gewebe erbrachten den Nachweis von Halothan. Zwei Tatverdächtige wurden ermittelt, die den Antiquitätenhändler und seine Lebensgefährtin mittels vor die Atemöffnungen gepresster, halothangetränkter Handtücher betäubten, um sie auszurauben.

▶ **Merke** Bei Auffindung von mehr als einer Leiche an einem Fundort ist auch bei Fehlen grobsichtig erkennbarer äußerer Verletzungszeichen bis zum Beweis des Gegenteils immer von einem nicht natürlichen Tod auszugehen.

Agonale Sturzverletzung

Auch bei Todesfällen aus innerer Ursache können Verletzungsbefunde vorliegen, da der Sterbende agonal zusammenbricht und auf den Boden oder gegen Gegenstände schlägt (agonale Sturzverletzungen, Abb. 11.3)

Atonischer Sturz mit Platzwunden und Hautschürfungen in der Mittellinie, über Stirn, linker Augenbraue, Nase, häutiger Oberlippe und Kinn. Weiterhin lagen Hautabschürfungen über Handrücken und Handgelenk rechts vor, da Reflexbewegungen zum Abfangen des Sturzes nicht mehr funktionierten. Bei derartigen agonalen bzw. atonischen Sturzverletzungen wird man aufgrund des Leichenschaubefundes nicht differenzieren können, ob ein Tod aus innerer krankhafter Ursache vorliegt oder eine traumatische Todesursache. Daher sollte in derartigen Fällen immer eine nicht geklärte Todesart bescheinigt werden.

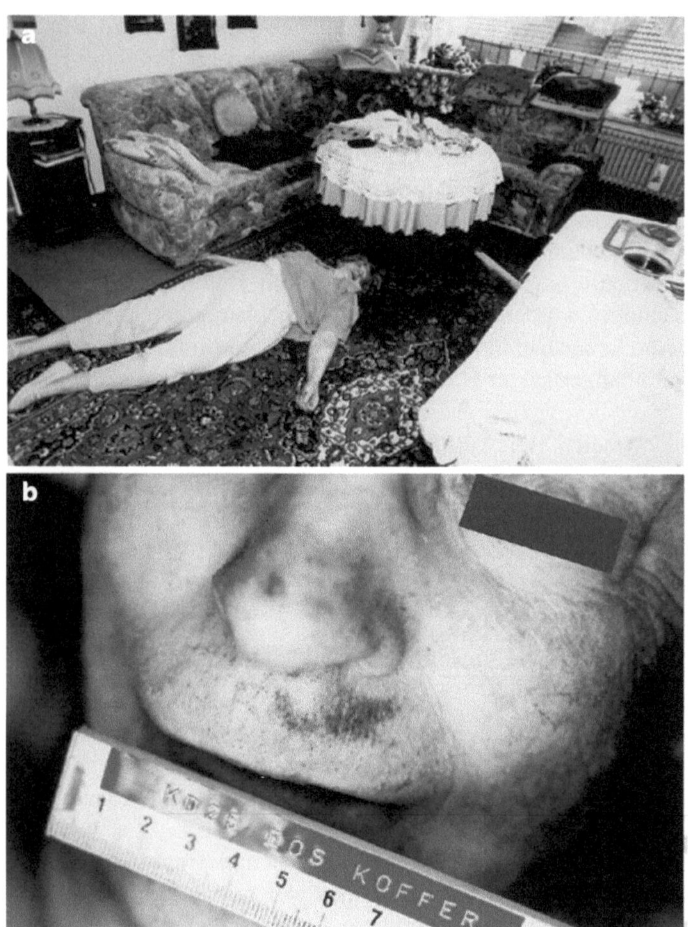

Abb. 11.2 Tötung mittels vor die Atemöffnungen gehaltener halothangetränkter Handtücher: Auffindesituation (a). Geringe Abschürfungen und Hauteinblutungen über Nasenrücken und perioral (b)

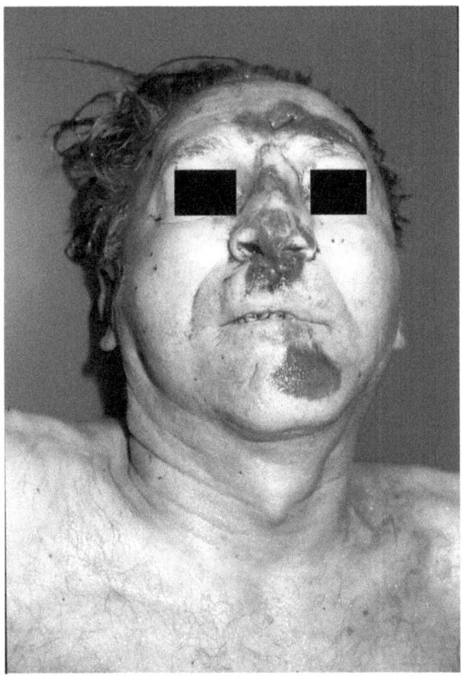

Abb. 11.3 Atonischer Sturz mit Platzwunden und Hautschürfungen in der Mittellinie über Stirn, linker Augenbraue, Nase, häutiger Oberlippe und Kinn links. Keine Reflexbewegung zum Abfangen des Sturzes. Todesursache: akute Koronarinsuffizienz

Erhängen

Leichnam eines 38 Jahre alt gewordenen Mannes, der in Erhängungssituation im Schlafzimmer von seiner Ehefrau aufgefunden wurde. An einem Haken an der Zimmerdecke sei ein Seil befestigt gewesen, das in einer zum Nacken hin offenen Schlaufe um den Hals gelegt gewesen sei (Abb. 11.4). Die Hände seien mit Anteilen des Seils auf dem Rücken gebunden gewesen (Abb. 11.5). Der Betroffene habe in der Vergangenheit mehrfach Suizidabsichten geäußert. In diesem Fall reicht es

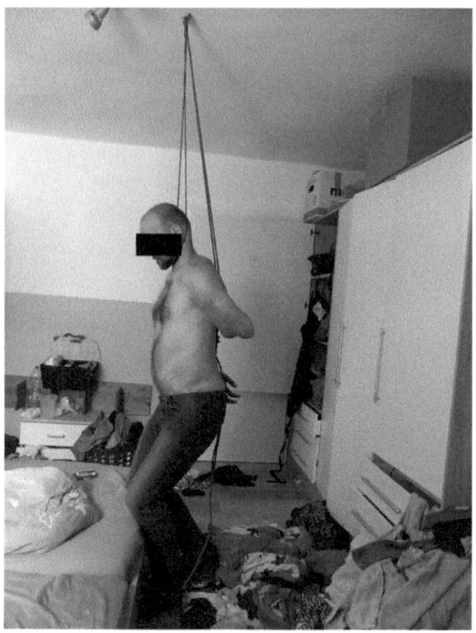

Abb. 11.4 Erhängungssituation in einer zum Nacken hin offenen Schlaufe

aus, die Todesart als nicht natürlich zu qualifizieren. Die weitere kriminalistische Einordnung des Falles (Suizid oder ggfs. Tötung) ist Aufgabe der Ermittlungsbehörden.

Pankreatitis

Ein 31 Jahre alt gewordener Mann wurde in der Wohnung einer Bekannten leblos aufgefunden (Abb. 11.6). Er sei ohne festen Wohnsitz gewesen und habe seit seinem 14. Lebensjahr auf der Straße gelebt. Er habe viel Alkohol getrunken. Wenige Tage zuvor sei er zusammengebrochen und habe sich dabei die Nase aufgeschlagen (Abb. 11.7). Er habe am Telefon verwaschen und lallend geklungen und nicht zum Arzt gehen wollen. Am Tag darauf sei er auf den Hinterkopf gefallen und habe sich eine Platzwunde zugezogen.

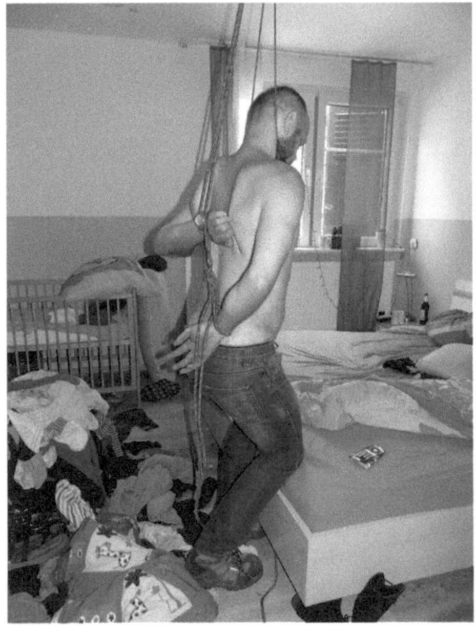

Abb. 11.5 Hände auf dem Rücken gefesselt

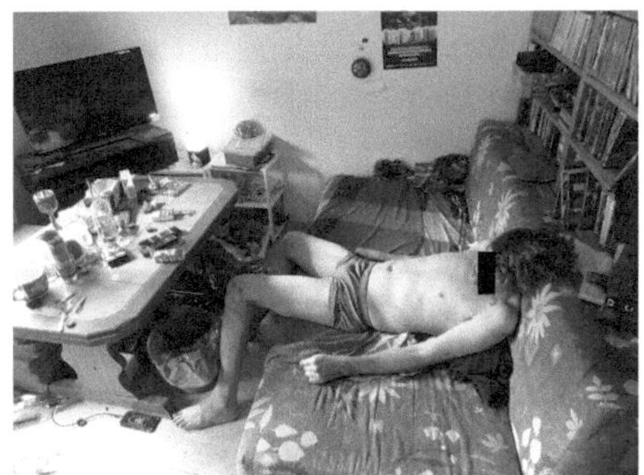

Abb. 11.6 In Wohnung einer Bekannten leblos aufgefundener, 31-jähriger Mann

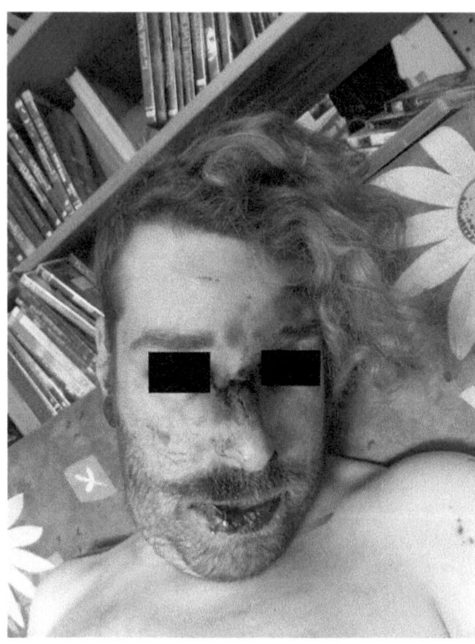

Abb. 11.7 Verletzungen des Gesichtes, umblutetes Hämatom sowie Schürfung der linken Augenbraue; Hämatom des linken Augenober- und Unterlides; Hämatom, Schürfung und Quetsch-Riss-Wunde der Nasenwurzel; Bruch des knöchernen Nasenskelettes

Bei der Leichenschau zeigten sich Zeichen stumpfer und schürfender Gewalteinwirkung (umblutetes Hämatom sowie Schürfung der linken Augenbraue mit Übergang auf die Stirnhaut, Hämatom des linken Augenober- und -unterlides, Hämatom, Schürfung und Quetsch-Riss-Wunden der Nasenwurzel, Bruch des knöchernen Nasengerüstes, Hämatome der Mundvorhofschleimhaut, Hämatom der Kopfschwarte über dem Hinterhauptsbein). Die Todesursache war allein durch die Leichenschau nicht zu klären. Die Obduktion ergab als Todesursache eine nekrotisierende Pankreatitis (Abb. 11.8).

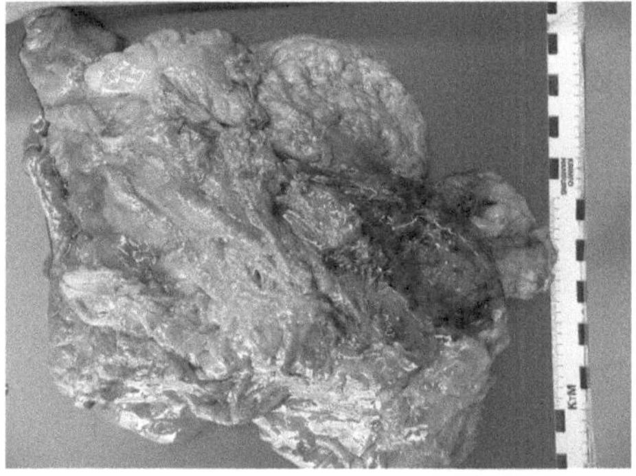

Abb. 11.8 Nekrotisierende Pankreatitis

Stichverletzung

Ein 73 Jahre alt gewordener Mann habe seit mehreren Jahren über Schmerzen in der Hüfte geklagt, jedoch keinen Arzt aufgesucht. Die Ehefrau habe ihn mit einer Messerstichverletzung des Brustkorbs vorgefunden (Abb. 11.9).

Einzelne Messerstichverletzungen im Bereich der linken Brust mit nach kopfwärts aufsteigendem Stichkanal, Eröffnung

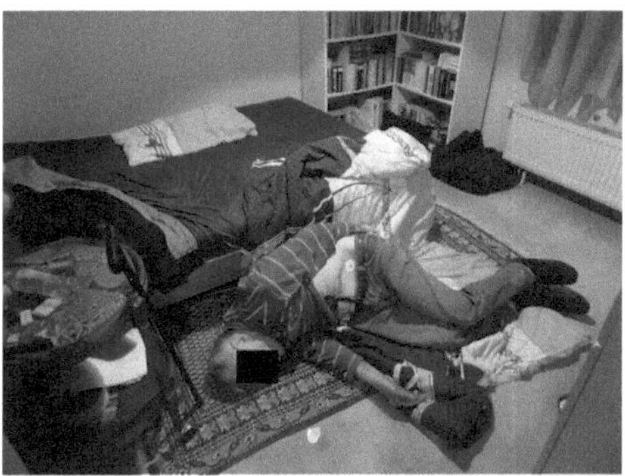

Abb. 11.9 In Wohnung aufgefundener, 73 Jahre alt gewordener Mann mit Messerstichverletzung des Brustkorbs

des Herzbeutels mit Einstich und Eröffnung der linken Herzkammer. Im Herzbeutel 400 ml flüssiges Blut. 900 ml Blut in der linken Brusthöhle.

Vorbestehende Organerkrankungen: Geringe Koronarsklerose. Lungenemphysem. Muskatnussleber. Ausgeprägte Balkenblase bei infiltrativ in die Harnblase einwachsendem Tumor der Prostata. Arterio- und Aortensklerose.

Todesursache: Herzbeuteltamponade in Kombination mit Blutverlust in die linke Brusthöhle bei Herzstichverletzung.

Auch hier reicht die Qualifikation der Todesart als nicht natürlich aus. Die weitere kriminalistische Einordnung ist Aufgabe der Polizei.

Serientötungen in der Altenpflege

Serientötungen kommen nicht nur an stationär behandelten Patienten vor, sie ereignen sich auch in der ambulanten Altenpflege sowie in Pflegeeinrichtungen. Tötungsdelikte von Patienten durch Pflegepersonal beinhalten natürlich erhebliche Herausforderungen: reicht die übliche Leichenschau mit einfacher körperlicher Untersuchung des Verstorbenen aus oder ist eine erweiterte Leichenschau mit Durchführung toxikologischer Untersuchungen zu fordern, z. B. wenn in stationären Einrichtungen die Zahl der Todesfälle gegenüber einem Vergleichszeitraum gestiegen ist.

Eine Altenpflegerin stand im Verdacht, mehrere ihrer Pfleglinge getötet zu haben. Bei den Opfern handelte es sich ausschließlich um hochbetagte Menschen in einem Alter von 81 und 91 Jahren. Alle befanden sich in einem relativ guten Gesundheitszustand; sie waren jedoch mehr oder weniger auf Hilfe, z. B. bei der täglichen Medikamenteneinnahme angewiesen. Sie konnten jedoch noch in der eigenen Wohnung alleine leben und wurden von derselben Altenpflegerin mit unterschiedlicher Intensität betreut. In allen Fällen wurden sie plötzlich und unerwartet bewusstlos oder tot aufgefunden. In den meisten Fällen wurde ein natürlicher Tod bescheinigt, in einem Fall äußerte der Hausarzt den Verdacht auf eine Vergiftung.

Bei der 88 Jahre alten Patientin war ein insulinpflichtiger Diabetes bekannt. Nachdem ihr Zustand am Tage zuvor noch unauffällig war, wurde sie von der Altenpflegerin am nächsten Morgen um 7.10 Uhr bewusstlos aufgefunden. Der herbeigerufene Hausarzt stellte um 8.00 Uhr einen komatösen Zustand mit engen Pupillen, schlaffer Muskulatur und trockenen Mundschleimhäuten fest. Er äußerte den Verdacht auf eine Vergiftung und wies die Patientin in ein Krankenhaus ein. Dort erfolgte die Aufnahme um 8.15 Uhr. Es wurde die Diagnose eines Schlaganfalles gestellt. Der Blutzuckerspiegel lag, ebenso wie Blutdruck und Puls, im Normbereich.

Am vierten Krankheitstag äußerten Verwandte der Patientin gegenüber dem Stationsarzt einen Vergiftungsverdacht. Daraufhin wurde eine Blutprobe für chemisch-toxikologische Untersuchungen sichergestellt. Die Patientin war an diesem Tag zwar etwas wacher und habe auf Anfrage reagiert, sie verstarb jedoch am fünften Krankheitstag an einer Lungenentzündung. Bei der am Folgetag durchgeführten gerichtlichen Leichenöffnung wurde als Todesursache eine schwere Lungenentzündung mit begleitendem schwerem Lungenödem festgestellt. Das Gehirn wies weder bei der Obduktion noch bei weiterführenden feingeweblichen Untersuchungen Hinweise auf einen Schlaganfall auf. Da durch die Obduktion zwar die letztendliche Todesursache geklärt war, die Ursache für die lang dauernde Bewusstlosigkeit jedoch unklar blieb, wurden umfangreiche Asservate für chemisch-toxikologische Untersuchungen sichergestellt. Im Nachlass der Verstorbenen wurden zunächst 2500 DM vermisst und den Angehörigen später von der Altenpflegerin als von der Verstorbenen „geliehenes Geld“ übergeben.

Umfangreiche chemisch-toxikologische Untersuchungen führten zum Nachweis einer Chlorprothixen-Intoxikation. Weitere Opfer der Altenpflegerin wurden exhumiert und es konnte jeweils eine Chlorprotixen-Intoxikation nachgewiesen werden.

Die Tötungsserie, die sich über mehrere Jahre hinzog, hätte möglicherweise durch Qualifizierung der Todesart als nicht geklärt bei unerwartetem Todeseintritt früher aufgeklärt werden können.

▶ **Merke** Auch bei Menschen, die im hohen Alter verstorben sind, ist die Leichenschau sorgfältig durchzuführen. Hohes Alter schützt nicht davor, Opfer einer Gewalttat zu werden.

Anaphylaktischer Schock bei Nahrungsmittelallergie

In Gegenwart von Freunden erlitt eine 52-jährige Frau mit bekannten polyvalenten Allergien und Asthma nach Einnahme eines gemeinsam zubereiteten Abendessens einen Anfall akuter Dyspnoe, gefolgt von einem Kollapsereignis und rascher Bewusstseinseintrübung. Reanimationsbemühungen verliefen erfolglos. Neben einer Pollenallergie waren diverse Nahrungsmittelallergien, u. a. auf Nüsse, bekannt. Nachforschungen ergaben, dass das Menü aus mehreren Gängen bestanden habe. Die Symptomatik habe etwa zwei Stunden nach Beginn der Hauptmahlzeit, bestehend aus Gambas, Bandnudeln, grünem Salat und Weißwein, jedoch weniger als 30 min nach Einnahme des Desserts eingesetzt. Zum Nachtisch war Mandeleis mit Brownies und Orangenlikör (jeweils Fertigprodukte) serviert worden. Die Deklaration der Inhaltsstoffe auf der Eisverpackung enthielt den Hinweis, das Produkt könne Spuren von Erdnüssen, anderen Nüssen, Ei und Soja enthalten.

Als Todesursache wurde ein anaphylaktischer Schock diagnostiziert. Dies konnte durch den Obduktionsbefund sowie Zusatzuntersuchungen (Gesamt-IgE, spezifische Antikörper, Serumtryptase, immunhistochemischer Nachweis degranulierender Mastzellen) bestätigt werden.

Todesfälle im Badezimmer

Lediglich bei 10–30 % der plötzlichen Todesfälle im Badezimmer bzw. in der Badewanne handelt es sich um natürliche Todesfälle aus innerer krankhafter Ursache, wesentlich häufiger liegen Unfälle und Suizide (CO-, Medikamentenintoxikation, Stromeinwirkungen etc. (Abb. 11.10)) vor. In den Abb. 11.11 und 11.12 sind Szenarien bei Unglücksfällen und Suiziden dargestellt.

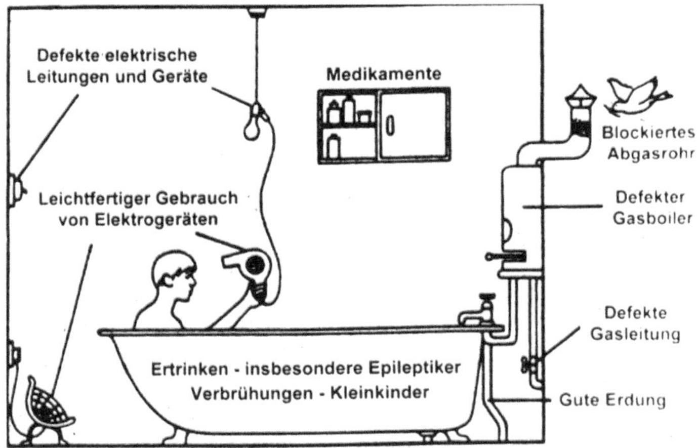

Abb. 11.10 Gefahrenquellen im Badezimmer als Ursache nicht-natürlicher Todesfälle (aus Madea 2006)

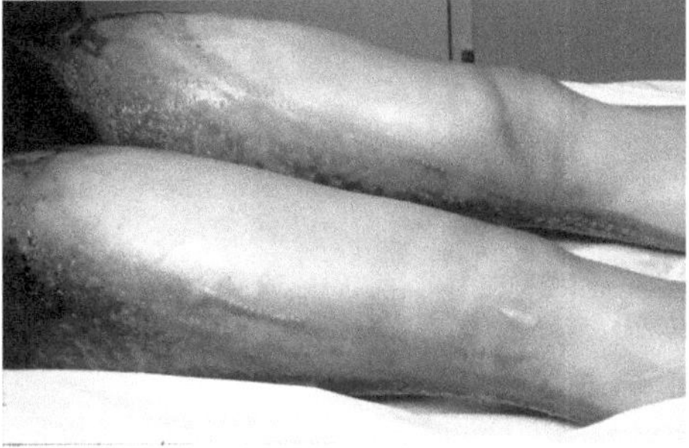

Abb. 11.11 Suizidale Strombeibringung in der Badewanne durch laufenden Föhn. Durch den Föhn das Wasser aufgeheizt und Plastik geschmolzen. Inkrustation der Haut und Randsaumrötung korrespondierend zum Wasserspiegel

Strommarken können beim Stromtod in der Badewanne fehlen. Bei Todesfällen in der Badewanne ist zu achten auf die Wassertemperatur und den Stand des Wasserspiegels in Relation zu den Atemöffnungen, Schaumpilz vor den Atemöffnungen und

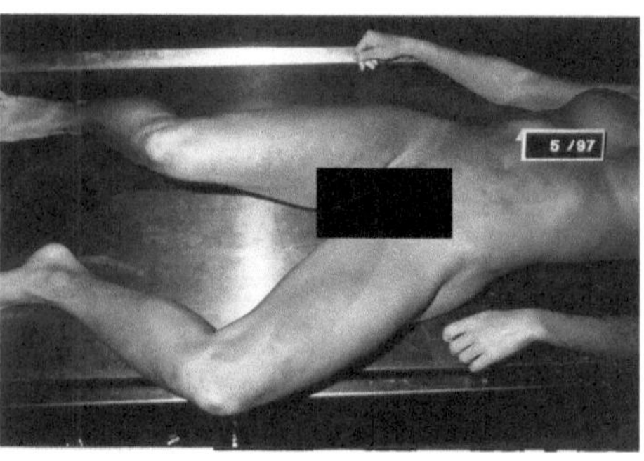

Abb. 11.12 Suizidale Medikamentenbeibringung in der Badewanne. Totenflecke korrespondierend zum Wasserspiegel linear begrenzt

Gegenstände in der Badewanne. Bei Suiziden durch Tabletteneinnahme in der wassergefüllten Badewanne (in der Vorstellung, nach Eintritt der Bewusstlosigkeit mit den Atemöffnungen unter die Wasseroberfläche zu gleiten und den tödlichen Geschehensablauf durch Ertrinken zu sichern), begibt sich der Suizident teilweise bekleidet in die Badewanne (aus Scham, von fremden Personen unbekleidet aufgefunden zu werden). Anamnestisch ist bei Auffindung eines Verstorbenen in der Badewanne immer zu erfragen, ob die Wanne wassergefüllt oder leer war und ob die Atemöffnungen unter, an oder oberhalb der Wasseroberfläche gelegen haben. Weiterhin ist nach Stromquellen in der Badewanne zu fragen.

Bei der äußeren Besichtigung ist darauf zu achten, ob die Begrenzung der Totenflecke dem Wasserspiegel in der Badewanne entspricht oder ob „lineare Strommarken" angrenzend an eine horizontale Begrenzung der Totenflecke korrespondierend zum Wasserspiegel vorlagen.

12 Angabe-, Anzeige- und Meldepflichten des Leichenschauarztes

Nach sorgfältiger Durchführung der Leichenschau hat der Leichenschauarzt unverzüglich und sorgfältig eine Todesbescheinigung auszufüllen, die einem von der zuständigen Behörde (in der Regel Landesministerium) festgelegten Muster entsprechen muss. Es darf keine Todesbescheinigung ohne vorherige Leichenschau ausgefüllt werden. Das Leichenschauformular verlangt Angaben, die zur Erfüllung anderweitiger festgelegter Vorschriften notwendig sind (etwa Vorschriften des Personenstandsgesetzes, des Infektionsschutzgesetzes).

Nach § 6 Meldepflichtige Krankheiten des Infektionsschutzgesetzes sind namentlich zu melden:

- Botulismus
- Cholera
- Diphterie
- Humane spongiforme Enzephalopathie, außer familiär-hereditärer Formen. Siehe Creutzfeldt-Jakob-Krankheit und andere Formen von Transmissible spongiforme Enzephalopathie
- Akute Virushepatitis
- Enteropathisches hämolytisch-urämisches Syndrom (HUS)
- Virusbedingtes hämorrhagisches Fieber
- Masern
- Menigokokken-Meningitis oder -Sepsis
- Milzbrand

B. Madea und K. Weckbecker, *Todesfeststellung und Leichenschau für Hausärzte*,
https://doi.org/10.1007/978-3-662-61111-1_12

- Mumps
- Pertussis
- Paratyphus
- Pest
- Poliomyelitis („als Verdacht gilt jede akute schlaffe Lähmung einer Extremität, außer wenn traumatisch bedingt“)
- Röteln einschließlich Rötelnembryopathie
- Tollwut
- Typhus abdominalis
- Windpocken

Erkrankung und Tod:

- Behandlungsbedürftige Tuberkulose, auch wenn ein bakteriologischer Nachweis nicht vorliegt.

Meldepflichten obliegen dem Arzt bei Anhaltspunkten für einen nicht natürlichen Tod, bei ungeklärter Todesart, bei nicht geklärter Identität sowie nach dem Infektionsschutzgesetz. In diesen Fällen ist die Polizei zu benachrichtigen bzw. das Gesundheitsamt. Bis zum Eintreffen der Polizei hat der Arzt bei nicht natürlichem Tod von der weiteren Durchführung der Leichenschau nach Feststellung des Todes abzusehen und keine Veränderungen an der Leiche vorzunehmen. Alles, was zur sicheren Feststellung des Todes notwendig ist, muss jedoch gemacht werden (etwa Inaugenscheinnahme der Totenflecke zur differenzialdiagnostischen Abgrenzung von Kältestarre gegenüber Totenstarre).

In Reaktion auf die Patiententötungen durch einen Krankenpfleger in Delmenhorst und Oldenburg sind im Niedersächsischen Bestattungsgesetz inzwischen Meldepflichten normiert:

§ 4 Durchführung der Leichenschau

(4) Die Ärztin oder Arzt hat die Polizei oder die Staatsanwaltschaft unverzüglich
zu benachrichtigen, wenn

1. Anhaltspunkte dafür vorhanden sind, dass der Tod durch eine Selbsttötung, einen Unfall oder ein Einwirken Dritter verursacht ist (nicht natürlicher Tod),
2. Anhaltspunkte dafür vorhanden sind, dass der Tod durch eine ärztliche oder pflegerische Fehlbehandlung verursacht ist,
3. Anhaltspunkte dafür vorhanden sind, dass der Tod auf eine außergewöhnliche Entwicklung im Verlauf der Behandlung zurückzuführen ist,
4. der Tod während eines operativen Eingriffs oder innerhalb der darauf folgenden 24 Stunden eingetreten ist,
5. die Todesursache ungeklärt ist,
6. die verstorbene Person nicht sicher identifiziert werden kann,
7. der Tod in amtlichem Gewahrsam eingetreten ist,
8. die verstorbene Person das 14. Lebensjahr noch nicht vollendet hat, es sei denn, dass der Tod zweifelsfrei auf eine Vorerkrankung zurückzuführen ist, oder
9. bereits fortgeschrittene oder erhebliche Veränderungen der Leiche eingetreten sind,
und, soweit nicht unzumutbar, das Eintreffen der Polizei oder der Staatsanwaltschaft abzuwarten. (…)

Weiterhin obliegt dem leichenschauenden Arzt eine Meldung an das Gesundheitsamt, wenn der Verstorbene an einer meldepflichtigen Krankheit gemäß Infektionsschutzgesetz oder einer anderen übertragbaren Krankheit gelitten hat, die durch die Leiche verbreitet werden könnte. Weitere, wenn auch für Verstorbene nicht explizit normierte, Meldepflichten ergeben sich, wenn der begründete Verdacht besteht, eine Person könne an den Folgen einer Berufskrankheit verstorben sein oder die Berufskrankheit könne zumindest als Teilursache den Eintritt des Todes begünstigt haben.

Ein Ablaufschema zur Durchführung der Leichenschau findet sich in Abb. 12.1.

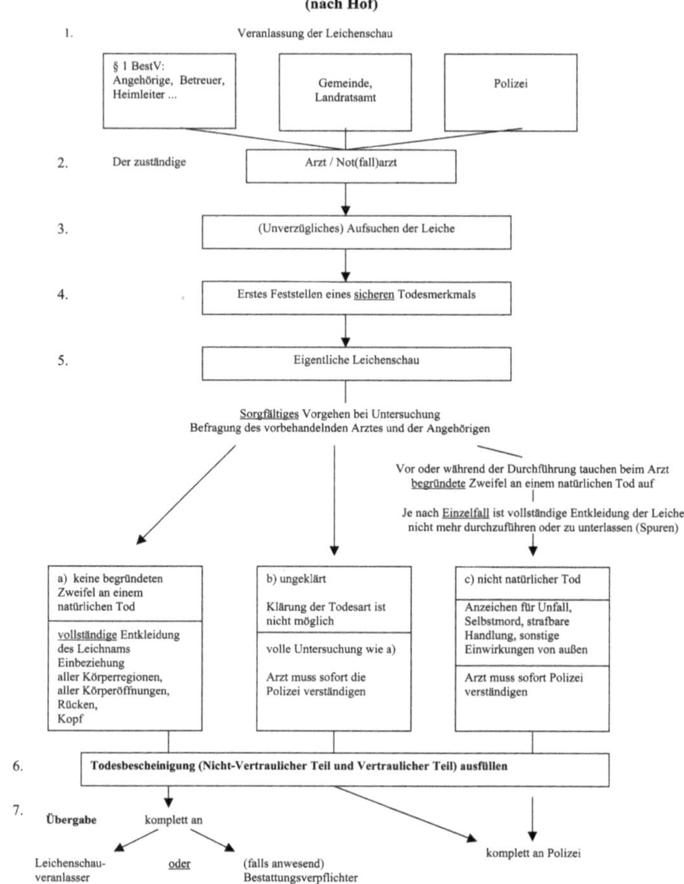

Abb. 12.1 Algorithmus zur Durchführung der Leichenschau (nach Hof). (Aus Hof ML, Bayerisches Ärzteblatt 2001, mit frdl. Genehmigung)

13 Sanktionen bei unsachgemäß durchgeführter Leichenschau

Alle Bestattungsgesetze enthalten einen Paragraphen zu Ordnungswidrigkeiten, die auch durch Ärzte bei Durchführung der Leichenschau begangene Ordnungswidrigkeiten sanktionieren. So handelt beispielsweise als Arzt ordnungswidrig, wer eine Todesbescheinigung ohne persönliche Untersuchung des Leichnams ausstellt, nicht unverzüglich eine Todesbescheinigung ausstellt, eine Polizeidienststelle nicht oder nicht sofort verständigt, eine Todesbescheinigung nicht vollständig ausfüllt, als vorbehandelnder Arzt dem leichenschauenden Arzt bzw. dem Gesundheitsamt Auskünfte verweigert oder unrichtig erteilt, als Ärztin und Arzt in der vorläufigen Todesbescheinigung oder in der Todesbescheinigung vorsätzlich oder fahrlässig unrichtige Angaben macht.

In Bremen sind die Ordnungswidrigkeiten sehr differenziert festgelegt. Danach handelt ordnungswidrig (§ 21 Leichengesetz-Ordnungswidrigkeiten)

- wer als Arzt oder Ärztin die Todesfeststellung nicht, nicht rechtzeitig oder nicht in der erforderlichen Weise vornimmt,
- im Fall der Verhinderung nicht unverzüglich eine Vertretung bestellt,
- nicht oder nicht unverzüglich die zuständige Polizeidienststelle benachrichtigt,

B. Madea und K. Weckbecker, *Todesfeststellung und Leichenschau für Hausärzte*,
https://doi.org/10.1007/978-3-662-61111-1_13

- die Todesbescheinigung nicht, nicht rechtzeitig oder nicht in der erforderlichen Weise ausstellt,
- nicht dafür Sorge trägt, dass die Leiche entsprechend gekennzeichnet wird,
- nicht oder nicht rechtzeitig die Überführung in eine Leichenhalle veranlasst,
- als Ärztin oder Arzt die Leichenschau nicht, nicht rechtzeitig oder nicht in der erforderlichen Weise vornimmt,
- den Leichenschauarzt oder die Leichenschauärztin nicht benachrichtigt,
- eine Leichenschaubescheinigung nicht, nicht rechtzeitig oder nicht in der erforderlichen Weise ausstellt,
- die zuständige Polizeidienststelle oder die zuständige Behörde nicht oder nicht rechtzeitig benachrichtigt,
- als Arzt oder Ärztin nicht dafür sorgt, dass eine Leiche entsprechend gekennzeichnet wird oder keinen Vermerk auf der Leichenschaubescheinigung vornimmt.

Für Ordnungswidrigkeiten ist jeweils eine Geldbuße vorgesehen, die zwischen einigen tausend Euro bis zu 25.000 € (Bremen) reicht.

Nach einer Studie aus dem Referat für Gesundheit und Umwelt der Landeshauptstadt München (RGU) zur Qualität der Todesbescheinigung bezüglich formaler und kausaler Fehler sowie Fehler bei der attestierten Todesart ergab sich für das Stadtgebiet München eine Fehlerquote von rund 10 %, bei jeder 400. Todesbescheinigung war fälschlich ein natürlicher Tod bescheinigt worden. Bezogen auf 13.630 ausgewertete Todesbescheinigungen wurden allerdings nur in 34 Fällen (0,08 %) d. h. bei jeder 1250. Leichenschau OWi-Verfahren gegen leichenschauende Ärzte angeregt. Gründe waren fehlerhafte Durchführung der Leichenschau, unterlassene Verständigung von Polizei und Staatsanwaltschaft bei ungeklärter Todesart oder Hinweise auf nicht natürlichen Tod, sowie falsch bescheinigte natürliche Todesart.

Gemessen an der Zahl in manchen Studien reklamierter formaler und sachlicher Fehler bei Durchführung der Leichenschau und Ausfüllen der Todesbescheinigung, ist die Quote empfohlener OWi-Verfahren gering, es ist aber von einer hohen Dunkelziffer tatsächlicher Verstöße auszugehen.

Durch eine unsachgemäße Leichenschau können natürlich auch Straftatbestände verwirklicht werden, etwa wenn es durch Übersehen hellroter Totenflecke als Hinweis auf eine CO-Intoxikation zu einer Schädigung Lebender kommt.

In einem von Amtsgericht Wennigsen entschiedenen Fall (NJW 1989, S. 786) hatte ein Hausarzt bei einem tot in einer Wohnung aufgefundenen Ehepaar hellrote Totenflecke als Hinweis auf eine CO-Intoxikation übersehen, da er die Leichen nicht entkleidet hatte, und einen natürlichen Tod bescheinigte. Zur Bestattung angereiste Angehörige übernachteten in der Wohnung der Eltern und wurden ebenfalls Opfer einer CO-Intoxikation. Der Hausarzt wurde wegen fahrlässiger Tötung verurteilt.

Darüber hinaus kommen dem Amtsarzt erhebliche Sanktionsmöglichkeiten zu. Bekanntlich werden bei der unteren Gesundheitsbehörde die Eintragungen zu Grundleiden und Todesursache im vertraulichen Teil der Todesbescheinigung überprüft. Einem Amtsarzt fiel hierbei auf, dass ein Hausarzt bei jedem Todesfall unabhängig vom Alter als Todesursache „Herzinfarkt“ eintrug. Der Amtsarzt setzte sich mit dem Hausarzt in Verbindung und bat ihn, demnächst „individualisierte“ Todesursachen anzugeben. Daraufhin trug der Hausarzt in der Folge bei jedem Todesfall – ebenfalls unabhängig vom Lebensalter – als Todesursache „Demenz“ ein. Da der Hausarzt offensichtlich die Ermahnungen des Amtsarztes nicht ernst nahm, meldete dieser das Verhalten des Hausarztes der Ärztekammer (berufsgerichtliches Verfahren) und der Aufsichtsbehörde (Regierungspräsidium) mit der Bitte um Prüfung der Approbationsvoraussetzungen. Wenn vorsätzlich leichtfertige und falsche Angaben in der Todesbescheinigung gemacht werden, kann dies gegebenenfalls neben berufsrechtlichen Maßnahmen zum Entzug der Approbation führen.

14 Gebühren

Die Vergütung für die Ärztliche Leichenschau wurde seit Jahren vor dem Hintergrund des zu bewältigenden Aufgabenkanons als völlig unzureichend angesehen und war weit entfernt von einer Kostendeckung. Daher ist die vom Bundesgesundheitsministerium auf Betreiben der Bundesärztekammer erlassene 5. Änderungsverordnung zur Gebührenordnung für Ärzte (GOÄ) mit entsprechenden Neuregelungen zu begrüßen (Bundesärztekammer 2005, 2011, 2015). Die Vergütung für die Leichenschau ist in den Nummern 100 (Untersuchung eines Toten und Ausstellung einer vorläufigen Todesbescheinigung), 101 (Eingehende Untersuchung eines Toten und Ausstellung einer Todesbescheinigung) und 102 (Zuschlag zu den Leistungen nach den Nummern 100 oder 101) geregelt (Tab. 14.1). Die genannten Ziffern sind mit dem Faktor 1,0 abzurechnen. Besonders komplexe Situationen werden nicht mehr über höhere Faktoren sondern über die Erschwerniszifffer 102 abgerechnet.

Für eine eingehende Leichenschau können ab 1. Januar 2020 165,77 € berechnet werden.

Eine vorläufige Leichenschau wird mit 110,51 € vergütet. Diese darf in den meisten Bundesländern nur der im Rettungsdienst tätige Notarzt durchführen. Alle anderen Ärzte, auch die Ärzte im kassenärztlichen Bereitschaftsdienst, sind zur Durchführung einer eingehenden Leichenschau verpflichtet.

B. Madea und K. Weckbecker, *Todesfeststellung und Leichenschau für Hausärzte*,
https://doi.org/10.1007/978-3-662-61111-1_14

Tab. 14.1 Gebühren der Ärztlichen Leichenschau gemäß GOÄ (Neuregelung tritt am 1. Januar 2020 in Kraft)

Nr.	Leistung	GOÄ Punkt-Zahl	GOÖ 1fach €
100	Untersuchung eines Toten und Ausstellung einer vorläufigen Todesbescheinigung gem. landesrechtlicher Bestimmungen, ggfs. einschließlich Aktenstudium und Einholung von Auskünften bei Angehörigen, vorbehandelnden Ärzten, Krankenhäusern und Pflegediensten (Dauer mindestens 20 min), ggfs. einschließlich Aufsuchen (vorläufige Leichenschau) Dauert die Leistung nach Nummer 100 weniger als 20 min (ohne Aufsuchen), mindestens aber 10 min (ohne Aufsuchen) sind 60 % der Gebühr zu berechnen	1896	110,51
101	Eingehende Untersuchung eines Toten und Ausstellung einer Todesbescheinigung, einschließlich Angaben zu Todesart und Todesursache gem. landesrechtlicher Bestimmungen, ggfs. einschließlich Aktenstudium und Einholung von Auskünften bei Angehörigen, vorbehandelnden Ärzten, Krankenhäusern und Pflegediensten (Dauer mindestens 40 min), ggfs. einschließlich Aufsuchen (eingehende Leichenschau) Dauert die Leistung nach Nummer 101 weniger als 40 min (ohne Aufsuchen), mindestens aber 20 min (ohne Aufsuchen) sind 60 % der Gebühr zu berechnen	2844	165,77
102	Zuschlag zu den Leistungen nach den Nummern 100 oder 101 bei einer Leiche mit einer dem Arzt oder der Ärztin unbekannten Identität und/oder besonderen Todesumständen (zusätzliche Dauer mindestens 10 min)	474	27,63

Bei einer Leiche mit unbekannter Identität oder bei besonderen Todesumständen ist ein Erschwerniszuschlag in Höhe von 27,63 € vorgesehen (Nummer 102).

Allerdings sind für die Berechnung des jeweiligen Höchstsatzes 1,0 Zeitvorgaben gegeben:

- Bei einer Dauer von mindestens 20 min sind für die Nummer 100.110,51 € berechnungsfähig, bei einer Dauer von weniger als 20 min, mindestens jedoch 10 min sind 66,31 € (60 % der Gebühr) berechnungsfähig.
- Bei einer Dauer von mindestens 40 min sind für die Nummer 101.165,77 €, bei einer Dauer von weniger als 40 min, mindestens jedoch 20 min sind 99,46 € (60 % der Gebühr) berechnungsfähig.
- Bei einer zusätzlichen Dauer von mindestens 10 min sind für den Zuschlag nach Nummer 102 (unbekannte Leiche und/oder besondere Todesumstände) 27,63 € berechnungsfähig.

Die genannten Mindestzeiten beinhalten den gesamten Zeitaufwand für die Leichenschau und die Ausfertigung der Todesbescheinigung inklusive Akteneinsicht, exklusive der Anfahrtszeit.

Die Bundesärztekammer sieht die Einführung von Mindestzeiten und ihre Kontrolle kritisch. Es bleibt abzuwarten, ob sich hier Friktionen ergeben.

Neben eingehender (Nummer 101) und vorläufiger (Nummer 100) Leichenschau sind zukünftig die Zuschläge F bis H („Unzeitenzuschläge") berechnungsfähig:

- Buchstabe F (Zuschlag für in der Zeit von 20.00 bis 22.00 Uhr oder 06.00 bis 08.00 Uhr erbrachte Leistungen)
- Buchstabe G (Zuschlag für in der Zeit von 22.00 und 06.00 Uhr erbrachte Leistungen)
- Buchstabe H (Zuschlag für an Samstagen, Sonntagen oder Feiertagen erbrachte Leistungen).

Ferner ist zukünftig bei einer Entfernung von mehr als 25 km Reiseentschädigung nach § 9 GOÄ berechnungsfähig.

Allgemeine weitere Bestimmungen sind:

- Begibt sich der Arzt zur Erbringung einer oder mehrerer Leistungen nach den Nummern 100 bis 109 außerhalb seiner Arbeitsstätte (Praxis oder Krankenhaus) oder seiner Wohnung, kann er für die zurückgelegte Wegstrecke Wegegeld nach § 8 oder Reiseentschädigung nach § 9 berechnen.
- Die Leistung nach den Nummern 100 und 101 sind nicht nebeneinander berechnungsfähig.
- Die Leistung nach den Nummern 100 und 101 sowie der Zuschlag nach Nummer 102 sind nur mit dem einfachen Gebührensatz berechnungsfähig.

Nach Einschätzung der Bundesärztekammer stellt die Neuregelung der Vergütung der Ärztlichen Leichenschau trotz des Schönheitsfehlers Mindestzeiten eine deutliche Verbesserung dar.

▶ **Merke** Der Hausarzt rechnet die Leichenschau nach der GOÄ-Ziffer 101 plus ggfs. der Erschwernisziffer 102 plus ggfs. Unzeitzuschlägen F, G oder H plus Wegegeld ab.

15 Checkliste zur Leichenschau

Veranlasser der Leichenschau

- Hinterbliebener (bei ambulanten Todesfällen)
- Anstaltsleiter/Heimleitung
- Zeugen
- Medizinisches Personal (bei Todeseintritt im Krankenhaus)
- Frustraner Notarzteinsatz
- Polizei (Totauffindung)

Kommentar: Die Dokumentation des Veranlassers kann bei späteren Nachfragen/Ermittlungen sehr nützlich für den die Leichenschau durchführenden Arzt sein.

Zeitpunkt der Veranlassung (Datum, Uhrzeit)

Zeitpunkt der Durchführung (Datum, Uhrzeit)

Kommentar: Der zeitliche Ablauf ist wichtig für die Dokumentation der unverzüglichen Ausführung der Leichenschau

B. Madea und K. Weckbecker, *Todesfeststellung und Leichenschau für Hausärzte*,
https://doi.org/10.1007/978-3-662-61111-1_15

Ort der Leichenschau

- Krankenhaus
  - mit Ableben war zu rechnen
  - unerwarteter Todesfall
- In der Wohnung
  - mit Ableben war zu rechnen
  - unerwarteter Todesfall
  - Leichenfund
- In der Öffentlichkeit
  - Unfall
  - leblos zusammengebrochen
  - Notarzteinsatz
  - Leichenfund

Kommentar: Der Ort der Leichenschau ist ein Pflichtfeld in der Todesbescheinigung. Die Differenzierung erwarteter/unerwarteter Tod kann in der Epikrise dokumentiert werden.

Beschreibung der Leichenumgebung

- Im Freien oder in geschlossenem Raum (Fenster und Türen geschlossen oder geöffnet, Verschlussverhältnisse)
- Außen-/Innentemperatur, Witterungsverhältnisse, Heizung an oder aus
- Leichenfund in Wohnung: in welchem Raum, Körperposition, Bekleidung, Bedeckung

Leichenumfeld

- Zustand der Wohnung (geordnet, verwahrlost, durchsucht usw.)
- Hinweis auf Konsum von Alkohol, Drogen, Medikamenten (Flaschen, Dosen, Medikamente, Rezepte, Fixerutensilien)
- Waffen, Strangwerkzeug am oder in Umgebung des Leichnams, Blutlachen, Blutspuren

Hinweise auf Erkrankungen
- Krankenschein, Medikamente, Rezepte

Kommentar: Die systematische Erfassung des Umfeldes und der Auffindesituation verhindert, dass eigentlich offensichtliche Aspekte nicht im Eifer des Gefechtes übersehen werden.

Identifikation des Verstorbenen

- dem Leichenschauer bekannt
- nach Einsicht in Ausweispapiere
- nach Angaben von
  - Angehörigen
  - Dritten/Polizei
  - nicht möglich

Kommentar: Die Identifikation ist ein Pflichtfeld. Die Identifizierung mit Hilfe von Ausweispapieren kann schwierig sein, da sich das Aussehen seit der Aufnahme für die Ausweispapiere drastisch verändert haben kann.

Zustand der Bekleidung

- Geordnet oder ungeordnet
- Knöpfe in Knopflöchern, Knöpfe ausgerissen, Beschädigungen der Knopfleiste
- Reißverschlüsse geöffnet oder geschlossen
- Art der Ober- und Unterbekleidung, Schuhe
- Beschädigungen und Verschmutzungen der Bekleidung einschließlich der Schuhe
- Blut-, Sekret-, Gewebsantragungen an der Bekleidung
- Schleifspuren an den Schuhen
- Uhren und Schmuck, Tascheninhalt
- Veränderungen an der Bekleidung während der Leichenschau/Reanimation (Kleider aufgeschnitten, aufgerissen)

Reanimation

- Zustand bei Eintreffen des Notarztes
- Ärztliche Maßnahmen während der Reanimation (s. auch DIVI-Rettungsdienstprotokoll)
- Injektionen (wo, ggf. protokollieren zur Abgrenzung von vorbestehenden Injektionsmalen)
- Intubation (Schwierigkeiten, Komplikationen)
- extrathorakale Herzmassage
- Komplikationen (Rippenfrakturen, Fehlintubation, Pneumothorax)
- Defibrillation.

Lage der Leiche

- Rücken-, Bauch-, Seiten-, Kopftieflage
- Arme, Beine ausgestreckt, angewinkelt, abgespreizt
- Geschlecht, Lebensalter (ggf. Schätzung)
- Körpergröße, Gewicht, Ernährungszustand
- Körperanhaftungen: Blut, Kot, Sperma, Schmutz (Lokalisation)
- Blut- bzw. Sekretabrinnspuren (Verlauf, angetrocknet?)

Untersuchung des Leichnams

Leichenerscheinungen

- **Totenflecke:** Lage, Farbe (hell: CO, Kälte; braunrot: Met-Hb; normal: blau-livide), Intensität, Ausdehnung (gering: innerer, äußerer Blutverlust; Anämie), Wegdrückbarkeit, Verlagerbarkeit, Ausbildung kompatibel zur Auffindesituation
- **Totenstarre:** Ausprägung in allen großen und kleinen Gelenken prüfen (nachweisbar, nicht nachweisbar, teigig weich, kräftig, nicht mehr zu brechen, Wiedereintritt nach Brechen)

- **Vertrocknungen:** Lippen, Genitale, Augapfelbindehaut, Akren
- **Supravitale Reaktionen:** ggf. idiomuskulärer Wulst, elektrische Erregbarkeit der Skelettmuskulatur prüfen,
- **Körpertemperatur:** tiefe Rektaltemperatur
- **Fäulnis:** Grünfäulnis der Bauchhaut, Ablösung der Oberhaut, Fäulnisblasen, Gasdunsung von Gesicht, Abdomen, Skrotum. Durchschlagen des Venennetzes, Fäulnisflüssigkeit in Mund- und Nasenöffnungen. Leichte Ausziehbarkeit der Haare, Ablösung der Fingernägel.
- **Leichenfauna:** Fliegeneiablage in Nasenöffnungen, Lidspalte, Augenwinkeln, Mundwinkeln, penetrierenden Hautverletzungen; Fliegenmaden (Länge); Verpuppung, Puppen; leere Puppenhülsen
- Ausprägungsgrad der Leichenerscheinungen mit dem angegebenen Zeitpunkt des Todeseintritts kompatibel

Systematische Untersuchungen des Leichnams

- **Geruch:** Druck auf Rippenbogenrand, an Mund und Nase riechen (aromatischer Geruch bei Alkoholisierung, Bittermandelgeruch bei Blausäure, knoblauchartiger Geruch bei E605, Aceton, Urämie)
- **Ödeme** an Unterschenkeln
- **Druckstellen** Knie/Knöchel: Holzer-Blasen bei Schlafmittelvergiftung
- **Narben:** Handgelenksbeuge bei früherem Suizidversuch, Operationsnarben, Narben nach zurückliegenden Stich-/Schnittverletzungen
- **Injektionsstellen** bei Drogenabhängigkeit, nicht nur Ellenbeugen, Unterarme und Handrücken, sondern auch Schwimmhaut zwischen Fingern und Zehen, Mundvorhofschleimhaut, Zunge, Leistenbeuge, Penis; Perlschnurartig angeordnete, unterschiedlich alte Injektionsmale („Schußleisten“), Hautabszesse

- **Schwangerschaftszeichen:** dunkle Warzenhöfe, gelbliche Flüssigkeit aus den Mamillen auspressbar, Striae an Unterbauch und Oberschenkel, Tastbefund, Uterusstand
- **Behaarte Kopfhaut** genau abtasten: Schwellungen, Hämatome, Durchtrennungen der Kopfschwarte, Knochenreiben tastbar
- **Gesichtsschädel:** Verletzungen prominenter Anteile (Augenbrauen, Jochbogen, Nase, Kinn – agonale Sturzverletzungen bei plötzlichem Tod), Blutungen, Schwellungen von Augenlidern (Monokelhämatom, Lippen und Mundvorhofschleimhaut mit Durchtrennungen bei Schlageinwirkung), Blutaustritt aus dem äußeren Gehörgang (auch aus Mund und Nase) bei Schädelbasisbruch; **punktförmige Blutungen** der Haut des Gesichts (Augenlider, Augenlidbindehäute, Mundvorhofschleimhaut bei Halskompression – Drosseln, Würgen, atypisches Erhängen), Druckstauung, aber auch aus innerer Ursache: in jedem Fall genaue Untersuchung des Halses
- **Dunsung, Zyanose** des Gesichts
- **Augen:** offen, geschlossen, Vertrocknungen der Sklera; Pupillenweite: seitengleich oder Seitendifferenz, eng, mittelweit, weit
- **Blutungen des Augapfels, der Augenbindehäute**
- **Mund und Nase:**
  - Schaumpilz: Kardiales Lungenödem, Opiatintoxikation, Ertrinken
  - Erbrochenes in der Mundhöhle
  - Fremdmaterial in der Mundhöhle
  - Tablettenreste bei suizidaler, aber auch homizidaler Intoxikation
  - Abrinnspuren aus Mundwinkel, Speichelabrinnspuren bei Erhängen (Salivation durch Druck auf das Ganglion pterygopalatinum)
  - Blut in der Mundhöhle und im Mundvorhof: stumpfe Gewalt (Platzwunde Lippe, Mundvorhofschleimhaut), Mundschuss
  - Zähne: festsitzend, Zustand des Gebisses; Lippenverätzungen, Abrinnspuren
  - Zahnkonturabdrücke von Lippen und Mundvorhofschleimhaut: Verschluss der Atemöffnungen?

  - Blutung aus dem oberen Gastrointestinaltrakt: bei Blutung aus dem Magen u. U. hämatinisiertes Blut
  - Vergiftung durch Säuren und Alkalika
- **Zunge:** hinter, zwischen den Zahnreihen, Zungenbissverletzungen
- **Nase:**
  - Nasenskelett abnorm beweglich, Inhalt der Nasenöffnungen, Abrinnspuren
  - Periorale/perinasale Vertrocknungen: Verschluss der Atemöffnungen?
- **Hals:** Verletzungen (Vertrocknungen, Hauteinblutungen, Hautunterblutungen, Oberhautanritzungen, Strangwerkzeug am Hals, Strangfurche, Strangmarke): Verlauf horizontal zu einer Seite oder zum Nacken hin ansteigend, Furche überall gleich tief imprimierend oder unterschiedlich, doppelte Strangmarke, Zwischenkammblutung
- **Rumpf/Brustkorb/Extremitäten:**
  - Verletzungszeichen: Vertrocknungen, Schürfspuren, Einblutungen, Unterblutungen, penetrierende Hautverletzungen, falsche Beweglichkeit (HWS: Zug und Drehen nach allen Seiten durch Anfassen des Kopfes)
  - Beckenring (Druck auf die Spina iliaca ant. sup. bds. bzw. auf Symphyse)
  - Arme: Griffspuren Innenseite Oberarme, Abwehrverletzungen Streckseite, Kleinfingerseite Unterarme, Handrücken; Schürfungen Handrücken bei atonischem Sturz; Beschmauchung, Blutspritzer, Schlittenverletzungen bei suizidaler Schussverletzung
  - Strommarken: Hände, Finger, Fußsohlen, Zehen
  - After, Genitale: Blutaustritt aus After, Genitale (Verletzungszeichen, Fremdkörper, Sekretanhaftungen, Sperma, Kotaustritt)
  - Allgemeiner Ernährungs- und Pflegezustand (wichtig bei Vernachlässigung: Säuglinge, Kleinkinder, Gebrechliche)
  - Dekubitus: Lokalisation, Größe, Pflegezustand

Zur Leichenschau notwendiges Instrumentarium:

- Einmalhandschuhe
- 2 Pinzetten (zum Ektropionieren der Augenlidbindehäute)
- bei schlechter Beleuchtung Taschenlampe

Anamnese/Umstände des Todeseintritts

- Mit Ableben war zu rechnen, definiertes Grundleiden mit schlechter Prognose bekannt; Zeitpunkt und Umstände des Todeseintritts mit Diagnose und Prognose kompatibel
- Plötzlicher, unerwarteter Todesfall: anamnestisch kein Hinweis auf todeswürdiges Grundleiden

Wer hat die Leichenschau durchgeführt

- Behandelnder Arzt
- ärztlicher Leichenschauer nach Angaben des behandelnden Arztes
- neutraler Leichenbeschauer nach Exitus in Tabula
- ärztlicher Leichenschauer ohne Angaben des behandelnden Arztes

Maßnahmen

- Nach Durchführung der Leichenschau Ausfüllen der Todesbescheinigung (evtl. Einholen von Auskünften des behandelnden Arztes)
- Ist am Fundort nach Todesfeststellung eine Leichenschau aus äußeren Gründen unmöglich: Benachrichtigung der Polizei
- Bei nicht natürlichem Tod und nicht geklärter Todesart: Benachrichtigung der Polizei
- Bei Hinweisen auf CO-Intoxikation Mitteilung an Bewohner und Polizei zur Aufdeckung der CO-Quelle
- In Bundesländern mit Entkoppelung von Todesfeststellung und Leichenschau die Leichenschau durch weiteren Arzt veranlassen und sicherstellen; ggf. Meldung an Gesundheitsamt

Ausfüllen des Leichenschauscheines

- Funktionelle Endzustände (wie Atemstillstand, Kreislaufstillstand, Herz-Kreislauf-Versagen, Hirnversagen, Alter) sind keine „Todesursachen“, sondern konstitutiver Bestandteil vieler Sterbeprozesse
- Kachexie und Verbluten sind (entgegen Vorgaben z. B. in der Todesbescheinigung NRW) eigenständige Todesursachen, bei denen freilich die zugrunde liegende Ursache anzugeben ist, etwa:
  - Kachexie bei Anorexia nervosa
  - Verbluten bei in die Bauchhöhle bei rupturiertem Aneurysma
  - oder
  - Verbluten bei Messerstichverletzungen des Brustkorbes mit Beteiligung von Herz und Lungen
- Meldepflichten beachten
  - Polizei: bei nicht natürlichem Tod, ungeklärter Todesart, unbekannter Identität
  - Gesundheitsamt: bei Verdacht auf übertragbare Erkrankungen gemäß IfSG
  - In Niedersachsen weitere Meldepflichten, wenn
    1. Anhaltspunkte dafür vorhanden sind, dass der Tod durch eine Selbsttötung, einen Unfall oder Einwirken Dritter verursacht ist (nicht natürlicher Tod),
    2. Anhaltspunkte dafür vorhanden sind, dass der Tod durch eine ärztliche oder pflegerische Fehlbehandlung verursacht ist,
    3. Anhaltspunkte dafür vorhanden sind, dass der Tod auf eine außergewöhnliche Entwicklung im Verlauf der Behandlung zurückzuführen ist,
    4. der Tod während eines operativen Eingriffs oder innerhalb der darauffolgenden 24 Stunden eingetreten ist,
    5. die Todesursache ungeklärt ist,
    6. die verstorbene Person nicht sicher identifiziert werden kann.
    7. der Tod in amtlichem Gewahrsam eingetreten ist,

8. die verstorbene Person das 14. Lebensjahr noch nicht vollendet hat, es sei denn, dass der Tod zweifelsfrei auf eine Vorerkrankung zurückzuführen ist, oder
9. bereits fortgeschrittene oder erhebliche Veränderungen der Leiche eingetreten sind, und, soweit nicht unzumutbar, das Eintreffen der Polizei oder der Staatsanwaltschaft abzuwarten.

Rückläufige Obduktionszahlen in Deutschland

16

Die Obduktion, die innere Leichenuntersuchung, ist eine für die Entwicklung der neuzeitlichen Medizin wegweisende Untersuchungsmethode. Die heutigen Möglichkeiten der Medizin fußen maßgeblich auf bei Obduktionen gewonnenen Erkenntnissen. Bis ins 20. Jahrhundert basierte die Forschung in der Medizin u. a. auf der systematischen Auswertung von Obduktionsergebnissen und ihrer Korrelation mit klinischen Befunden des Patienten.

Dementsprechend schreibt Marie Francois Xavier Bichat (1771–1802) in seiner General Anatomy Applied to Pathology and to Medicine:

> „What is the value of observation, if one does not know the seat of the disease. You can take notes for 20 years from morning to evening at the sickbed of the diseases of the heart, lung and stomach, and you will reap nothing but confusion. The symptoms, corresponding to nothing, will offer but incoherent phenomena. Open a few corpses, and immediately this obscurity, which observation alone will never have removed, will disappear."

Auch nach 1950 haben Autopsiestudien Wesentliches zur Identifizierung von Krankheiten und Syndromen beigetragen (Tab. 16.1).

Die Technik der klinischen und rechtsmedizinischen Obduktion wurde im Wesentlichen im 19. Jahrhundert

B. Madea und K. Weckbecker, *Todesfeststellung und Leichenschau für Hausärzte*,
https://doi.org/10.1007/978-3-662-61111-1_16

Tab. 16.1 Krankheiten und Syndrome, bei denen nach 1950 im Wesentlichen Autopsiestudien zur Aufklärung der Ätio-Pathogenense beigetragen haben. (Nach Moch et al. 1999)

Kardiovaskuläre Erkrankungen
• primäre Kardiomyopathien • Rheumatische Herzklappenveränderungen • Komplikationen der Herzchirurgie • Störungen des Reizleitungssystems • Mitralklappenprolaps
Lungenerkrankungen
• Schocklunge • Sauerstofftoxizität • Pneumozystispneumonie • Hyaline Membranenkrankheit des Neugeborenen • Legionellose • Staublungenerkrankungen (Asbestose, Berylliose) • Lipidpneumonie
Lebererkrankungen
• Virushepatitis • Neonatale Riesenzellhepatitis • Angiosarkom der Leber als Folge der Vinylchloridexposition • Hyperplasie bei Einnahme von Kontrazeptiva • Aflatoxin-induzierte Lebertumoren
Nierenerkrankungen
• Analgetikanephropathie • Akute Tubulusnekrose • Sklerodermieniere
Nervensystem
• diabetische Neuropathie • Creutzfeldt-Jakob-Erkrankung • Progressive Leukoenzephalopathie • Morbus Alzheimer • Silberkornkrankheit • Tauopathien

(Fortsetzung)

Tab. 16.1 (Fortsetzung)

Andere
• HIV • Zollinger-Ellison-Syndrome • Bestrahlungsfolgen (Zweitkarzinome) • Gallengangskarzinome infolge Thorotrastexposition • Folgen des Morbus Haemolyticus neonatorum • Folgen der Steroidtherapie (Ulzera, Cushingsyndrom, Reaktivierung der Tuberkulose, Osteoporose, Infektionen) • Prognose und Ausbreitung von Karzinomen • Alkoholembryopathie • Nachweis nosokomialer Infektionen (Endomykosen) • Kollagenosen • Folgen rheumatischer Erkrankungen • Missbildungssyndrom infolge exogener Einflüsse (Contergan, Rötelnembryopathie)

systematisiert, etwa durch den Wiener Pathologen Karl von Rokitansky (1804–1878), der persönlich mehr als 30.000 Sektionen durchgeführt hat oder durch Rudolf Virchow (1821–1902), dessen „Sectionstechnik im Leichenhause des Charité-Krankenhauses mit besonderer Rücksicht auf Gerichtsärztliche Praxis" noch heute lesenswert ist.

Auch in einer hochtechnisierten Medizin haben Obduktionen heute nach wie vor folgende Aufgaben:

- Feststellung der Todesursache
- Qualifikation der Todesart
- Vergleich prämortaler (klinischer) und postmortaler (morphologischer) Befunde
- Beitrag zu einer validen Todesursachenstatistik
- Monitoring des öffentlichen Gesundheitswesens
- Qualitätskontrolle der klinischen Medizin
- Ausbildung von Studierenden und Ärzten, Facharztweiterbildung
- Identifizierung neuer Krankheiten und des Gestaltwandels von Krankheiten

- Evaluation der Therapieeffizienz neuer Medikamente, Operationstechniken etc.
- Unterrichtung der Angehörigen
- Schutz vor unberechtigten Behandlungsfehlervorwürfen bzw. rasche Klärung berechtigter Vorwürfe.

Eine ältere Statistik gibt für Deutschland noch eine Obduktionsquote von 5,1 % aller Verstorbenen an (3,1 % klinisch, 2 % rechtsmedizinisch). Während die Anzahl der gerichtlichen Obduktionen auf niedrigem Niveau relativ stabil blieb, hat die Zahl der klinischen Obduktionen in zahlreichen Ländern dramatisch abgenommen. Die Sektionshäufigkeit einiger europäischer Länder beträgt nach einer älteren Untersuchung:

- Großbritannien 1999: 17.3 % gesamt, 2.1 % klinisch-pathologisch, 15.2 % rechtsmedizinisch;
- Schweden 1992: 22 % gesamt, 16 % klinisch-pathologisch, 6 % rechtsmedizinisch;
- Finnland 1992: 31.1 % gesamt, 14.2 % klinisch-pathologisch, 16.9 % rechtsmedizinisch;
- Dänemark 1992: 16 % gesamt, 13.6 % klinisch-pathologisch, 2.4 % rechts-medizinisch;
- Deutschland 1999: 5.1 % gesamt, 3.1 % klinisch-pathologisch, 2.0 % rechtsmedizinisch.

Andere Länder haben, bezogen auf alle Sterbefälle, (aktuell) deutlich höhere Obduktionsraten: Armenien (74,1 %), Österreich (11,5 %), Tschechien (17,3 %), Estland (18,4 %), Finnland (21,2 %), Ungarn (36,7 %), Litauen (16 %), Russische Föderation (38,7 %), Schweden (11,2 %).

Insgesamt werden in der Bundesrepublik Deutschland bei jährlich ca. 850.000 Todesfällen ca. 18.000 gerichtliche Obduktionen gem. § 87 ff. StPO durchgeführt.

In England und Wales werden bei 520.000 Todesfällen ca. 100.000 Coroners Autopsies durchgeführt, d. h. die Todesfälle werden gemäß eines „Indikationskataloges“ dem Coroner gemeldet und der ordnet zur objektiven Klärung der Todesursache – auch ohne Verdacht auf Fremdverschulden – eine

Obduktion an. In Vilnius, der Hauptstadt Litauens, werden bei 600.000 Einwohnern knapp 10.000 gerichtliche Obduktionen pro Jahr durchgeführt.

Einer der Gründe für die Abnahme der klinischen Obduktionen ergibt sich bereits aus den Daten, die der Bonner Pathologe Herwig Hamperl (1899–1976) in seiner Autobiografie „Werdegang und Lebensweg eines Pathologen" mitgeteilt hat (Berzlanovich et al. 2003) (Abb. 16.1). Zum Beginn seiner Tätigkeit in Wien wurden jährlich mehr als 2500 Sektionen durchgeführt, aber nur wenige Biopsien untersucht. Von Tätigkeitsort zu Tätigkeitsort nahm die Zahl der Obduktionen ab, aber selbst in Marburg waren es in den 50er Jahren noch ca. 500 klinische Obduktionen. In Bonn wurden noch 900 Sektionen pro Jahr durchgeführt. Bundesweit, aber auch für Bonn zeigte sich jedoch ein drastischer Anstieg untersuchter Gewebeproben lebender Patienten (Biopsien).

Aufgaben und Bedeutung

Aufgaben und Ziele der klinischen Obduktion lassen sich in folgenden Leitsätzen zusammenfassen (siehe auch Tab. 16.2):

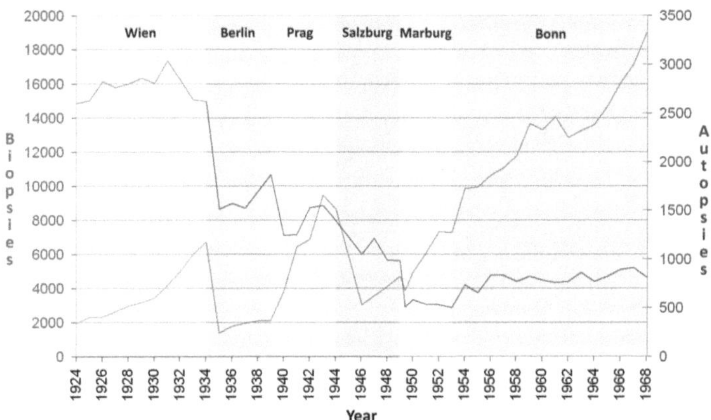

Abb. 16.1 Anzahl der untersuchten Biopsien und Obduktionen, die Prof. Hamperl an seinen verschiedenen Tätigkeitsorten (Wien, Berlin, Prag, Salzburg, Marburg, Bonn) durchgeführt hat

Tab. 16.2 Möglicher Nutzen der Autopsien. (Nach Moch et al. 1999)

Für Patienten und Angehörige:
• genaue Kenntnis der Todesursache • Entlastung von Schuldgefühlen • Sicherheit, dass der Angehörige bestmögliche Versorgung im Spital erhielt • Nachweis kontagiöser Erkrankungen • Nachweis klinisch unbekannt gebliebener Erbleiden • Nachweis familiärer Erkrankungsdispositionen • Unterstützung für genetische Beratung • Nachweis möglicher Gefährdungen durch Umweltnoxen • Versicherungsrechtliche Aspekte, z. B. bei Berufskrankheiten, Lebensversicherungen • Autopsieergebnisse als Grundlage für Gutachten
Für behandelnde Kliniker:
• Bestätigung bzw. Korrektur der prämortalen Diagnosen (Selbstkontrolle) • Analyse von Behandlungskomplikationen und Einschätzung der Nebenwirkungen neuer Medikamente • Überprüfung der Untersuchungsbefunde neuer diagnostischer Tests und Methoden • Selbstkontrolle der Pathologen (Vergleich der Diagnosen an Operationspräparaten, Biopsien oder zytologischen Präparaten) • Informationen über Ursachen, Manifestationen und Verlauf neuer Krankheiten • Früherkennung von Trends bei Diagnosediskrepanzen • Informationen über Qualität der medizinischen Betreuung und des Pflegedienstes • Beurteilung neuer Operationstechniken
Für die Gesellschaft:
• verbesserte Genauigkeit der Mortalitätsstatistiken • Früherkennung einer Zunahme von Berufskrankheiten bzw. Umweltschäden • Früherkennung <<neuer>> Infektionskrankheiten und Epidemien • Qualitätskontrolle der Medizin • Bereitstellung von Organen oder Geweben für Transplantationszwecke (Hornhaut, Leichennieren) • Medizinische und epidemiologische Forschung (z. B. Alzheimerforschung, Therapieoptimierung)

(Fortsetzung)

Tab. 16.2 (Fortsetzung)

Für Medizinstudenten und Pflegepersonal:
• Verständnis der Morphologie pathologischer Veränderungen • Korrelation klinischer oder funktioneller mit morphologischen Befunden • Verbesserung anatomischer Kenntnisse • Entwicklung der Fähigkeit, aus eigenen Fehlern zu lernen • Erkennen der <<Fehlbarkeit>> der klinischen Diagnostik • selbstkritische Einschätzung des eigenen Handelns • Nachweis von Pflegefehlern

- Abklärung von Grundkrankheit und Todesursache, Qualitätskontrolle der klinischen Diagnostik und Therapie;
- Ausbildung, Weiterbildung und Erziehung der Studierenden und Ärzte – die Sektion als Instrument ärztlicher Selbstkontrolle;
- Sektion als wichtige Hilfe für die Aufklärung und für den Trost der Angehörigen;
- Sektionsbefunde können grundlegende Daten für Fragen des Gesundheitsschutzes liefern;
- Kontrolle der modernen diagnostischen und therapeutischen Möglichkeiten;
- Erkennung neuer Krankheitsbilder sowie eines Panorama- und Gestaltwandels von Krankheiten;
- Sektion als Methode der medizinischen Forschung.

Als Beitrag zu einer validen Todesursachenstatistik werden Obduktionsquoten von 25 bis 35 % aller Todesfälle genannt, die schon seit Jahrzehnten nicht mehr erreicht werden.

An einem unausgewählten Untersuchungsgut ist die Obduktion bis heute der „Goldstandard“ zur Klärung von Grundleiden und Todesursache, die von keinem anderen Verfahren hinsichtlich ihrer diagnostischen Aussagekraft erreicht oder gar übertroffen wird.

Diagnostische Ebenen zur Feststellung der Todesursache und Untersuchungssubstrat sind:

- Leichenschau: Untersuchungsobjekt intakter Körper;
- Obduktion: Organe, Organsysteme, Verletzungen, makroskopische Organ veränderungen, Auswirkungen von Erkrankungen auf Organsysteme;
- Histologie inklusive Immunhistochemie: Veränderungen auf Gewebs- und Zellebene;
- Molekularpathologie: zelluläre/subzelluläre Ebene, Nachweis viralen Genoms, von Mutanten mit Ionenkanaldefekten, Slow-Metabolizern; genetische Ursachen plötzlicher Todesfälle („molecular autopsy")
- Postmortal chemische Untersuchungen: Störungen der Homöostase, Hyperglykämie, Urämie, Wasser-Elektrolythaushalt, Ketoazidose;
- Toxikologie: Substratnachweis, Quantifizierung, Verteilung.

Auf der Ebene von Obduktionen inklusive Anschlussuntersuchungen ist heute nahezu in 100 % der Fälle die Todesursache zumindest im Sinne einer Verdachtsdiagnose plausibel zu klären. Auch bei z. B. erblichen Herzrhythmusstörungen bei strukturell unauffälligem Herzen kann über den Nachweis von Mutationen von Ionenkanaldefekten eine plausible Todesursache formuliert werden.

Die Zahlen zur Diskrepanz zwischen klinischen und autoptischen Angaben zu Grundleiden und Todesursache unterstreichen nach wie vor die Notwendigkeit der inneren Leichenuntersuchung.

Nach einer Metaanalyse von Shojania et al. haben die Hauptfehler I (Tab. 16.3) zwar in den letzten vier Jahrzehnten abgenommen, sie finden sich aber immer noch bei etwa 8 bis 10 % der Todesfälle. Nach einer Analyse von Goldman blieben sie bei Vergleich von drei Zeiträumen (1959–1960, 1969–1970, 1979–1980) mit 8 %, 12 % und 11 % nahezu konstant. Hierbei ist allerdings zu berücksichtigen, dass die Rate der Übereinstimmung beziehungsweise Nichtübereinstimmung zwischen klinisch und autoptisch festgestellter Todesursache von zahlreichen Variablen abhängig ist. Eine aktuelle Studie (Tab. 16.4) geht nach wie vor von ca. 10 % Class I Errors aus. Vergleichbare Daten gibt es auch aus Deutschland. Lediglich für ein hochspezialisiertes

Tab. 16.3 Diskrepanzen zwischen klinisch und autoptisch festgestellter Todesursache

1. **Hauptfehler I (major mistake, class I):** Klinisch nicht erkannte Diagnose, die sich während der Obduktion als Grundleiden und/oder einen Hauptgrund für den Tod des Patienten erweist. Wäre also die Diagnose rechtzeitig erkannt worden, so hätte das Leben des Patienten zumindest zeitweilig verlängert werden können
2. **Hauptfehler II (major mistake, class II):** Klinisch nicht erkannte Diagnose, die, wäre sie ante-mortem gestellt worden, keine Auswirkungen auf die Behandlung und den Verlauf gehabt hätte
3. **Nebenfehler (minor mistake):** Während der Obduktion erkannte Krankheiten bzw. medizinische Sachverhalte, die mit dem Verlauf der Grunderkrankung bzw. der Todesursache keine direkte kausale Verbindung haben

Krankenhaus wie das Universitätsspital Zürich geht man heute von Hauptfehlern I nur noch in 1–2 % der Fälle aus. Die Diagnosediskrepanzen konnten von 16 % (1972) über 9 % (1982), 7 % (1992) auf 2 % (2002) gesenkt werden, welches allein durch eine über die Jahre konstant hohe Zahl von Obduktionen gesichert werden konnte und was den Wert dieses Qualitätskontrollinstruments unterstreicht.

Erkrankungen, bei denen häufig Diskrepanzen zwischen klinischer und autoptischer Diagnose vorliegen, sind z. B.: Lungenembolie 46,8 %, Peritonitis 45,1 %, postoperative Blutung/Infektion 37,9 %, Darmischämie 37,2 %, Lungenabszess 34,1 %, Niereninfarkt 31,6 %, metastasierendes Karzinom 30,6 %, Alzheimer Erkrankung 30,0 %, akuter Myokardinfarkt 28,3 %, Aortenaneurysma 28,1 %, Nierenentzündung 27,9 %, Pankreatitis 26,6 %, Atelektase/Respiratory Distress Syndrome 26,1 %, Pleuraerguss 26,0 %, Endokarditis 25,6 %, akuter Niereninfarkt 23,1 %, Magenulkus 21,9 % und Bronchopneumonie 20,9 %. Große Diskrepanzen gibt es auch bei fraglich iatrogenen Todesfällen. Eine jüngere Analyse weist Class I Errors überwiegend bei Infektionen nach (siehe Tab. 16.4).

In einem hohen Prozentsatz der Fälle wurden durch die Obduktion weitergehende Informationen erzielt, die in nahezu einem Viertel klinische Relevanz hatten (Tab. 16.5).

Tab. 16.4 Befunde mit möglichem Einfluss auf Behandlung und Überleben (Class I Discrepancy)

	Anzahl (%)
Infektion	15 (45.5)
• Pilzpneumonie (1 Fall mit gleichzeitiger Pilzmyokarditis)	6
• Virale Pneumonie	2
• Bakterielle Pneumonie	2
• Miliartuberkulose und bakterielle Meningitis	1
• Meningitis unklarer Ätiologie	1
• Toxoplasmose von Lunge, Leber und Gehirn	1
• Candidämie bestätigt durch postmortale Blutkultur	1
• Nierenabszess	1
Lungenthrombembolie	8 (24.2)
Malignome	6 (18.2)
• Lymphom mit Beteiligung unterschiedlicher Organe	3
– Diffuses großzelliges B-Zell-Lymphom	
– Follikuläres Lymphom	
– Peripheres T-Zell-Lymphom	
• Lungenkarzinom	
– Kleinzelliges Karzinom	2
– Squamöses Karzinom	
• Adenokarzinom des Magens	1
Kardiovaskuläre Erkrankungen	3 (9.1)
• Retroperitoneale und/oder intraabdominale Blutung	2
• Knorpelembolie	1
Immunologische Erkrankungen	1 (3.0)
• Anaphylaktisches Larynxödem	1
Gesamt	33 (100)

Quelle: Autopsy Discrepancy Rates – Marshall & Milikowski, Arch Pathol Lab Med Vol. 141, 2017

Sektionsarten und Rechtsgrundlagen in Deutschland

In der Bundesrepublik Deutschland gibt es teilweise bundesgesetzlich und teilweise landesgesetzlich geregelte Obduktionen.

Bundesgesetzlich geregelte Obduktionen

- *Strafprozessuale bzw. gerichtliche Sektionen gem. §§ 87 ff. StPO in Verbindung mit § 152 Abs. 2 StPO*

Tab. 16.5 Nach Nestler et al., Pathologe 29 (2008), 449–454

Disziplin	Fälle mit zusätzlicher Information (%)	Diagnostische oder klinische Relevanz (%)
Innere Medizin	82.1	26.1
Chirurgie	68.0	64.7
Neurochirurgie	66.7	40.0
Anästhesiologie	93.8	60.0
Pädiatrie	50.0	100
Neonatologie	36.4	25.0
Herzchirurgie	89.1	26.0
Insgesamt	74.8	32.9

Sie werden auf Antrag der Staatsanwaltschaft, „sofern zureichende tatsächliche Anhaltspunkte“ für das Vorliegen einer Straftat vorliegen, beim örtlich zuständigen Amtsgericht beantragt und vom Amtsrichter angeordnet.

- *Sog. Seuchensektionen gem. § 26 Abs. 3 Infektionsschutzgesetz (IfSchG)*

Sie werden angeordnet, „wenn dies vom Gesundheitsamt für erforderlich gehalten wird“. Rein wissenschaftliches Interesse kann nicht Grundlage für eine Obduktion nach dem IfSchG sein, sondern es handelt sich dabei um eine Untersuchung mit dem Ziel, diejenigen Erkenntnisse zu gewinnen, die notwendig sind, um über erforderliche Schutzmaßnahmen (§§ 28 ff. IfSchG) befinden zu können. Obduktionen nach IfSchG spielen zahlenmäßig keine Rolle; in Bonn wurde innerhalb von 10 Jahren nur eine Obduktion angeordnet.

- *Feuerbestattungssektionen (ehemals gemäß § 3 Abs. 2 Ziffer 2 Feuerbestattungsgesetz (FeuerbestG) bzw. heute nach Bestattungsgesetzen der Länder)*

Die Feuerbestattungssektion wird vom Amtsarzt angeordnet, wenn sich bestehende Zweifel zur Todesursache auch nach

Rücksprache mit dem behandelnden Arzt nicht ausräumen lassen. Sie spielt zahlenmäßig nur eine untergeordnete Rolle.

- *Sozialversicherungsrechtliche Obduktion gem. §§ 103 ff. Sozialgesetzbuch VII*

Teilweise landesgesetzliche Obduktionen

- *Anatomische Sektion*

Hierunter versteht man die Zergliederung von Leichen oder Leichenteilen in anatomischen Instituten zum Zweck der Lehre und Forschung über den Aufbau des menschlichen Körpers. Sie darf unter ärztlicher Aufsicht oder Aufsicht und Leitung von Hochschullehrern der Anatomie zur Ausbildung des Nachwuchses in medizinisch-naturwissenschaftlichen Berufen gemäß Approbations- oder Ausbildungsverordnung vorgenommen werden, sofern der Verstorbene der Sektion zugestimmt und eine Leichenschau stattgefunden hat, sofern ein natürlicher Tod vorliegt oder eine Freigabe des Leichnams durch die Staatsanwaltschaft nach § 159 Abs. 2 StPO erfolgt ist. Die anatomische Sektion dient nicht der Todesursachenklärung.

- *Klinisch-wissenschaftliche Sektion*

Diese ist inzwischen in Sektionsgesetzen einzelner Bundesländer gesetzlich geregelt. Sie dient der Klärung der Todesursache, der Überprüfung der Diagnose- und Therapieverfahren (Qualitätskontrolle), einem dem Fortschritt der Medizin dienenden wissenschaftlichen Interesse in Lehre, Forschung und Epidemiologie sowie der Fürsorge für die Hinterbliebenen. Voraussetzung zur Durchführung einer klinischen Obduktion ist in der Regel das Vorliegen des Einverständnisses des Verstorbenen bzw. der totensorgeberechtigten Angehörigen. In einzelnen Bundesländern ist eine Zulässigkeit auch dann gegeben, wenn Angehörige oder eine bevollmächtigte Person innerhalb einer gesetzlich festgelegten Frist (z. B. 8 Tagesstunden nach Information über die geplante Obduktion) nicht der Obduktion widersprechen. Klinische Obduktionen werden nahezu ausschließlich an in Krankenhäusern Verstorbenen vorgenommen, im Jahr 1999 insgesamt 27.147 klinische Obduktionen, heute deutlich weniger. Die früher herrschende Meinung, eine ohne Einwilligung des Verstorbenen (zu Lebzeiten) bzw. der Totensorgeberechtigten durchgeführte klinische Obduktion sei nicht nach § 168 StGB strafbar, ist nach dem Urteil des Kammergerichtes Berlin (NJW 1990, S. 782) obsolet.

Sonstige Obduktionen

- *Privatversicherungsrechtlich begründete Sektionen*

Von privaten Versicherungsträgern werden Obduktionen zur Frage eines Ursachenzusammenhangs zwischen dem eingetretenen Tod und der versicherten Tätigkeit in Auftrag gegeben. Rechtsgrundlage sind die privaten Versicherungsverträge. Die potenziell Begünstigten haben die Möglichkeit, der geplanten Obduktion zu widersprechen, jedoch mit nachteiligen Konsequenzen hinsichtlich der Beweislage. Privatversicherungsrechtliche Sektionen spielen in Deutschland zahlenmäßig keine Rolle.

- *Privatsektionen*

Zu denken ist insbesondere an Obduktionen im Auftrag der Totensorgeberechtigten zur Klärung der Todesursache, zur Trauerbewältigung, bei Todesfällen von Kindern insbesondere auch zur Klärung der Frage, ob Missbildungen oder Stoffwechselstörungen mit Auswirkungen für die weitere Familienplanung vorliegen.

- *Verwaltungssektionen*

In Deutschland reicht die Forderung nach Einführung einer Verwaltungssektion bis weit ins 19. Jahrhundert zurück. Legaldefinitionen des Begriffes existieren nicht, man versteht unter Verwaltungssektion eine behördlich angeordnete Obduktion bei natürlicher Todesart bzw. in nicht natürlichen Todesfällen, an deren Aufklärung die Ermittlungsbehörden kein Interesse haben.

Ihr Ziel ist die Klärung medizinisch unklarer Todesfälle. Ein vorbildlicher Indikationskatalog zur Vornahme von Verwaltungssektionen existierte nach österreichischem Vorbild in der DDR:

Anordnung über die ärztliche Leichenschau vom 04.12.1978 (DDR-GBl. I, 1979, Nr. 1)
§ 8
(1) Zur Vervollständigung der Ergebnisse der Leichenschau muss in folgenden Fällen eine Leichenöffnung vorgenommen werden:
a) bei Verstorbenen, bei denen nach Besichtigung und Untersuchung der Leiche und im Ergebnis der Ermittlungen die Todesursache nicht festgestellt werden konnte,
b) bei verstorbenen Schwangeren und Kreißenden so wie bei Wöchnerinnen, bei denen der Tod innerhalb von 6 Wochen nach der Entbindung eingetreten ist,
c) bei Totgeborenen,
d) bei Verstorbenen, die bei Eintritt des Todes das 16. Lebensjahr noch nicht vollendet hatten,
e) bei unbekannten Verstorbenen,
f) bei begründetem Wunsch der Angehörigen.
(2) Eine Leichenöffnung soll vorgenommen werden:
a) bei Verstorbenen, die eines nicht natürlichen Todes gestorben sind oder bei denen die Todesart nicht aufgeklärt ist,
b) bei Verstorbenen mit

- *einer meldepflichtigen übertragbaren Krankheit oder*
- *einer Berufskrankheit oder*
- *einer meldepflichtigen Geschwulstkrankheit oder bei denen Verdacht auf eine der*
- *genannten Krankheiten besteht,*

c) bei Verstorbenen, bei denen innerhalb der letzten 4 Wochen vor Eintritt des Todes eine Schutzimpfung vorgenommen wurde,
d) bei Verstorbenen mit transplantiertem oder implantiertem inneren Organ oder Organteil,
e) bei begründetem wissenschaftlichen Interesse,
f) bei Verstorbenen mit implantiertem Herzschrittmacher.

Die Einführung von Verwaltungssektionen wäre der geeignetste Weg, die systemimmanenten Schwächen des Leichenschau- und Todesursachenermittlungssystems in der Bundesrepublik Deutschland zu heilen. Genau das Gegenteil ist allerdings eingetreten.

Rückgang rechtsmedizinischer Obduktionen in den neuen Bundesländern nach 1990

Eine retrospektive Untersuchung der Sektionszahlen im Einzugsgebiet des Institutes für Rechtsmedizin der Universität Leipzig erfasste insgesamt einen Untersuchungszeitraum von 15 Jahren, der in drei Zeitabschnitte differenziert wurde:

Zeitabschnitt I: 1985 bis 1989
Gängige Praxis in der DDR mit der entsprechenden Leichenschau und Sektionsverordnung

Zeitabschnitt II: 1990 bis 1994
Die Zeit der Umstellung und Anpassung an die Systematik der Bundesrepublik

Zeitabschnitt III: 2000 bis 2004
Neues Bestattungsgesetz mit Anpassung an die Rechtspraxis der alten Bundesländer.

Im Untersuchungszeitraum wurden in Leipzig insgesamt 18.122 rechtsmedizinische Obduktionen durchgeführt. Von diesen Todesfällen wurden nach der Sektion 9529 Fälle (52,6 %) als natürliche und 8593 Fälle (47,4 %) als nicht natürliche Todesart qualifiziert.

Nach der Wiedervereinigung kam es 1990 zu einem drastischen Rückgang der Anzahl von rechtsmedizinischen Obduktionen und der obduzierten nicht natürlichen Todesfälle (Abb. 16.2).

Im Mittel wurden im Zeitraum 1985 bis 1989 13,7 % (2386,6 Fälle) aller Todesfälle im Einzugsgebiet des Institutes seziert, während in den Jahren 2000 bis 2004 nur noch 3 von 100 Verstorbenen (3,1 %, 373,4 Todesfälle) einer Obduktion zugeführt wurden.

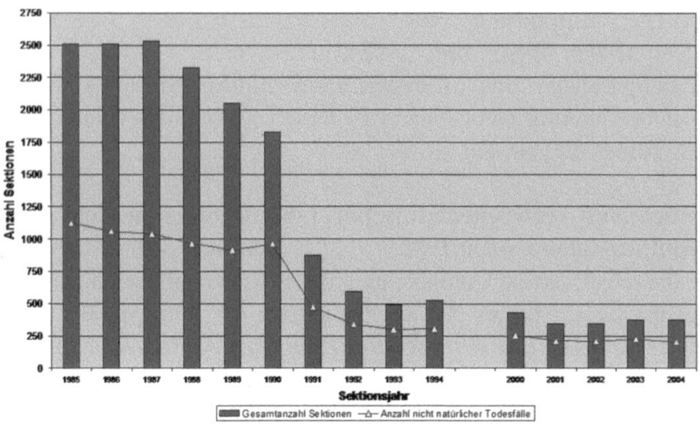

Abb. 16.2 Anzahl der gesamten und nicht natürlichen obduzierten Todesfälle im Regierungsbezirk Leipzig in den Jahren 1985–1994 und 2000–2004

Tab. 16.6 Prozentuale Verteilung der Todesarten auf den Todesbescheinigungen der obduzierten nicht natürlichen Todesfälle im Regierungsbezirk Leipzig in den Jahren 1985–1994 und 2000–2004 (nach Doberentz et al. 2010)

Todesart lt. Totenschein/ Zeitraum	Natürlich %	Nicht natürlich %	Unklar %	Kein Totenschein bzw.keine Angabe%
1985–1989	5,1	70,8	4,5	19,6
1990–1994	3,0	70,2	16,4	10,4
2000–2004	0,0	72,5	15,2	12,3

Tab. 16.6 veranschaulicht die prozentuale Verteilung der auf den Todesbescheinigungen angegebenen Todesarten für die durch eine Sektion nachträglich als „nicht natürlich" eingestuften Todesfälle der drei Untersuchungszeiträume. Besonders auffallend war, dass 1985 bis 1998 bei 5,1 % der sezierten Verstorbenen laut Todesbescheinigung primär bei der Leichenschau ein natürlicher Tod bescheinigt worden war. Im Zeitraum 2000 bis 2004 waren nur noch Verstorbene mit

dem Eintrag „nicht natürlicher“ oder „unklarer“ Tod obduziert worden.

Weitere pars pro toto für die gesamten neuen Bundesländer gültige Ergebnisse dieser Leipziger Untersuchung sind:

- Die Anzahl der Obduktionen auch nicht natürlicher Todesfälle nahm nach der Wende deutlich ab.
- Es wurden nach der Wende keine primär als natürlich klassifizierten Todesfälle mehr obduziert, gerade hier findet sich allerdings das größte Dunkelfeld nicht erkannter nicht natürlicher Todesfälle und Tötungsdelikte.
- Besonders alarmierend ist, dass ambulant „zu Hause“ Verstorbene weniger obduziert werden.
- Die Übereinstimmungsrate zwischen klinisch (prämortal) und autoptisch (postmortal) festgestellter Todesursache nahm ab.
- Unter den Rechtsvoraussetzungen zur Durchführung von Verwaltungssektionen der DDR wurden 9 Tötungsdelikte durch Verwaltungssektionen, 1 Tötungsdelikt durch klinische Sektion aufgedeckt. Nach Anpassung der Rechtslage zur Durchführung von Obduktionen an das Recht der neuen Bundesländer sind derartige Zufallsentdeckungen deutlich erschwert.
- Für nicht natürliche Todesfälle fand sich eine gute Übereinstimmung zwischen klinisch und durch Obduktion festgestellte Todesursache bei Anästhesisten, eine eher geringe bei praktischen Ärzten.
- Fehlende Übereinstimmungen zeigten sich vor allen Dingen bei Todesfällen im häuslichen Milieu. Bedenklich ist hierbei, dass gerade bei Verstorbenen aus diesem Bereich die Sektionsquote abgenommen hat.
- Auch bei nicht natürlichen Todesfällen variiert die Übereinstimmung zwischen prä- und postmortal festgestellten Todesursachen nach Sterbekategorien. Bei Vergiftungen, thermischer Einwirkung und selbst bei stumpfer Gewalt zeigt sich in mehr als 20 % der Fälle keine Übereinstimmung.

Diese retrospektive Analyse weist eindrücklich darauf hin, dass bei durch die Leichenschau nicht zu klärender Todesursache nur eine Obduktion eine objektive Grundlage für die Klärung der Todesursache, die Qualifikation der Todesart und die darauf basierenden juristische Entscheidungen liefert.

Rückgang der klinischen Obduktionen

Für klinische Obduktionen beschloss und veröffentlichte die Bundesärztekammer 2005 die von ihrem wissenschaftlichen Beirat erarbeitete Stellungnahme zur Autopsie. In dieser außerordentlich wichtigen Stellungnahme wurde u. a. betont, dass die „Autopsie (Obduktion, Sektion, innere Leichenschau) [...] ein unverzichtbarer Bestandteil der medizinischen Qualitätssicherung [ist] und [...] somit essentiell zur Gesundheitsfürsorge beiträgt."

Die seinerzeitige Stellungnahme wurde einhellig positiv aufgenommen. Zehn Jahre später fragten sich Jütte et al. was die Stellungnahme bewirkt und wie sich insbesondere die Rate der klinischen Sektionen seitdem entwickelt hat.

Rothschild konnte einen Rückgang der Sektionszahlen in Kölner Krankenhäusern im Zeitraum 2010 bis 2014 von 4,51 % auf 2,42 % nachweisen. Eine vom Bundesverband Deutscher Pathologen durchgeführte aktuelle Umfrage unter deutschen Kliniken bestätigte eine Obduktionsquote unter 5 % mit leicht fallender Tendenz: 2013: 3,63 %; 2014: 3,39 % (Abb. 16.3).

Der Bundesverband deutscher Pathologen fasst die Ergebnisse seiner Umfrage folgendermaßen zusammen:

1. Die Zahl der Obduktionen geht kontinuierlich zurück;
   - kleinster Rückgang in der Gruppe der privaten Krankenhäuser,
   - größter bei den Krankenhäusern (Tab. 16.7).
2. Die Spannweiten der Obduktionshäufigkeiten variieren je nach Einrichtung enorm.
3. Die Obduktionsquote im Krankenhaus Verstorbener sinkt von 12 % im Jahr 1993 auf 4 % 2014, dies wären ca. 6 bzw. 2 % der Verstorbenen insgesamt.

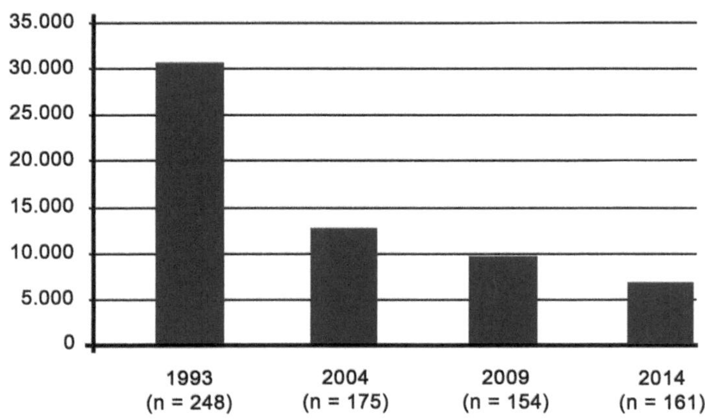

Abb. 16.3 Obduktionen in Deutschland (gesamt). Die hier dargestellten Daten entsprechen der absoluten Anzahl der dem Berufsverband Deutscher Pathologen gemeldeten klinischen Obduktionen. (Quelle: Patho Heft 3 2017)

Tab. 16.7 Obduktionszahlen nach Einrichtungstyp. (Quelle: Patho Heft 3, 2017)

Obduktionszahlen	1993	2009	2014	Abnahme 1993–2014*
Universität	8424 (n=27)	5628 (n=30)	4255 (n=32)	– **58 %**
Krankenhaus	19.600 (n=100)	3640 (n=51)	2566 (n=52)	– **75 %**
Privat	3993 (n=121)	1794 (n=73)	1469 (n=77)	– **42 %**
Gesamt	32.017 (n=248)	11.062 (n=154)	8290 (n=161)	– **60 %**

*die prozentuale Abnahme der Obduktionshäufigkeit wurde mithilfe der Mittelwerte je Einrichtungstyp berechnet

Ursachen für den Rückgang der Sektionszahlen

Der Rückgang an klinischen Obduktionen hat nach Einschätzung der Bundesärztekammer (Althoff 1974) verschiedene Ursachen, die nicht nur gesamtgesellschaftlicher Natur sind, sondern auch im Gesundheitssystem und im Verantwortungsbereich der tätigen Personen liegen. Im Bereich von Klinik und Pathologie wurden als mögliche Ursachen identifiziert:

- Fortschritte in der intravitalen Diagnostik, vor allem der Radiologie;
- Darauf folgende Fehleinschätzungen seitens des behandelnden Arztes, ein Fall sei „klar";
- Angst vor Aufdeckung eigener Fehler (Diagnostik, Therapie);
- Arbeits- und Zeitaufwand;
- zu lange dauernde oder nicht praxisnahe Beantwortung klinischer Fragen durch die Pathologie;
- fehlendes Bewusstsein über den Erkenntniswert der Obduktion;
- unzureichende Ausbildung in der Pathologie während des Studiums;
- mangelnde Erfahrung im Umgang mit Angehörigen von Verstorbenen und fehlende Anleitung zu Aufklärungsgesprächen;
- Kostendenken und Sparzwang;
- inadäquate Belastung durch Obduktionen wegen unzureichender Kostenerstattung;
- Wandel des Aufgabenfeldes der Pathologie (Verschiebung von der Autopsie zur Diagnostik am Operationspräparat oder Biopsat);
- geringe Attraktivität von Publikationen auf der Basis von Obduktionsergebnissen;
- bundeslandbezogene uneinheitliche und damit teilweise unklare Rechtslage.

Die Gründe für den Rückgang der Obduktionen können folgendermaßen zusammengefasst werden:

Ursachen aufseiten der Kliniker: Fehlen einer eigenen zweckgebundenen Finanzierung der Autopsie allein für die

Qualitätssicherung; unzureichende fachliche Ausbildung und Anleitung von Medizinstudenten und Ärzten zu einem Angehörigengespräch, fehlende soziale und psychologische Kompetenz, mangelndes Wissen und Interesse der klinischen Ärzte an der Obduktion, Angst vor Aufdeckung von Diagnose- und Behandlungsfehlern, Dauer der Befundübermittlung, Arbeits- und Zeitaufwand (Dokumentation).

Ursachen aufseiten der Pathologen: Nicht genutzte Möglichkeit einer Obduktion nach geltendem Vertrag/Landesgesetz, vermindertes Interesse (unzureichende Kostenerstattung), sinkendes Leistungsvermögen der stationär tätigen Pathologen bei subjektiver/objektiver Überforderung dieser kleinen Berufsgruppe. Zudem: das Gros (ca. 65 %!) der bundesdeutschen Pathologen sind mittlerweile im ambulanten KV-Bereich (Praxis, MVZ) tätig und bieten die wenig lukrativen Autopsien nicht mehr an. Zugleich stellen sie eine starke Konkurrenz für den stationären Biopsieeingang dar und schwächen so die deutsche Krankenhauspathologie: hoher Arbeits- und Zeitaufwand bei reduzierten Ressourcen.

Aktuelle Diskussionen und Fazit

Der Nutzen der Obduktion ist unbestritten:

- für Ärzte und das Gesundheitswesen;
- für Angehörige des Verstorbenen (man denke nur an infektiöse oder hereditäre Erkrankungen);
- für das öffentliche Gesundheitswesen;
- für die ärztliche Aus-, Fort- und Weiterbildung (Facharztweiterbildung);
- für die Neuentdeckung von Krankheiten und die angewandte klinische Forschung;
- für die biomedizinische Grundlagenforschung und
- für die Rechtssicherheit.

Soll die seit mehr als 100 Jahren erhobene Forderung nach Einführung von Verwaltungssektionen weiter ungehört verhallen?

Nach § 135a Sozialgesetzbuch V sind die Leistungserbringer zur Sicherung und Weiterentwicklung der Qualität der von ihnen erbrachten Leistungen verpflichtet. Die Leistungen müssen dem jeweiligen Stand der wissenschaftlichen Erkenntnisse entsprechen und in der fachlich gebotenen Qualität erbracht werden. Für Todesfälle reicht es dabei nicht aus, Mortalitätskonferenzen abzuhalten (siehe z. B. Leitfaden der Bundesärztekammer für Morbiditäts- und Mortalitätskonferenzen), sondern es sind zwingend auch Obduktionen vorzunehmen. Dabei sollten klinische Obduktionen zukünftig nach Maßgabe des Krankenhausstrukturgesetzes (KHSG) vom 10.12.2015 über einen Qualitätszuschlag finanziert werden, der für alle voll- und teilstationären Fälle eines Krankenhauses in Rechnung zu stellen ist, welches eine definierte Obduktionsrate nachweisen kann.

Vom Bundesverband Deutscher Pathologen e. V. sind inzwischen Anforderungen an die Durchführung klinischer Obduktionen zur Qualitätssicherung erarbeitet worden, auch liegt eine Indikationsliste zur Durchführung von klinischen Obduktionen vor:

1. Todesfälle von Feten, Säuglingen, Kindern, Jugendlichen (bis 16 Jahre) sowie peripartal verstorbenen Müttern und Wöchnerinnen bei klinisch plausibel annehmbarer natürlicher Todesursache.
2. Post- bzw. perioperative Todesfälle und Todesfälle nach invasiven diagnostischen Maßnahmen (z. B. endoskopische Untersuchungen, Herzkatheteruntersuchungen), sofern ggfs. nach Meldung an die Staatsanwaltschaft von dieser eine Freigabe erfolgte.
3. Verstorbene, die einen unerwarteten Tod gestorben sind, bzw. Verstorbene, deren Krankheitsverlauf nicht plausibel erscheint, bei denen aber medizinisch begründet eine natürliche Todesursache anzunehmen ist.
4. Verstorbene, die kurz nach Aufnahme in ein Krankenhaus verstorben sind (<2 Tage), wenn zu Lebzeiten keine sichere Diagnose gestellt werden konnte.
5. Todesfälle, die im Zusammenhang mit einer Berufserkrankung oder anderen entschädigungspflichtigen Erkrankungen stehen können (Verdacht auf Berufserkrankungen).

6. Objektivierung der Todesursache bei zur Diskussion stehenden Behandlungsfehlern oder -vorwürfen, falls die Staatsanwaltschaft nach Rücksprache keine Anordnung einer rechtsmedizinischen Sektion wünscht.
7. Todesfälle bei seltener, besonders klärungsbedürftiger bzw. berichtenswerter Erkrankung oder bei bekannter Erkrankung mit ungewöhnlicher, klärungsbedürftiger oder berichtenswerter Ausprägung.
8. Obduktionen, die zur Klärung möglicher gesundheitlicher Risiken individueller oder allgemeiner Natur beitragen.
9. Todesfälle, deren Obduktion zur Klärung relevanter, ungeklärter klinischer Fragen (unklare Infektionserkrankungen, definitive Diagnose neurodegenerativer Erkrankungen z. B. bei Parkinson-Syndromen oder bei Demenzerkrankungen, Krebserkrankungen) beitragen kann.

Auch im 21. Jahrhundert, einem Zeitalter der „Hightech-Medizin", haben „low-technology autopsies" ihren unbestreitbaren Wert, der sich mit dem Satz, der in manchen alten Instituten für Anatomie und Pathologie angebracht ist, zusammenfassen lässt: hic gaudet mors succurrere vitae! Gerade das Beispiel des Universitätsspitals Zürich zeigt, dass Sektionen ein unverzichtbares Instrument für die Qualitätssicherung der ärztlichen Behandlung darstellen. Dort wurden im Jahr 2010 die vorhandenen Langzeitdaten des Qualitätsmonitorings erstmalig mit Hilfe von Daten aus Autopsieberichten im Qualitätsbericht des Universitätsspitals Zürich aufgenommen, um die hohe diagnostische Qualität des Krankenhauses zu dokumentieren. Obduktionsergebnisse tragen also dazu bei, Sicherheit und Vertrauen zu schaffen.

Der Rückgang der Sektionsquote wirkt sich in vielerlei Hinsicht nachteilig aus:

- für Ärzte und das Gesundheitswesen: keine objektive Klärung der Todesursache, bei durch die Leichenschau nicht zu klärender Todesursache, dies betrifft insbesondere ambulante Todesfälle,

- für Angehörige des Verstorbenen: infektiöse oder hereditäre Erkrankungen nicht objektiv abgeklärt,
- für das öffentliche Gesundheitswesen und die Todesursachenstatistik: Statistiken basieren nicht auf validen Daten, sondern klinischen Annahmen
- für die ärztliche Aus-, Fort- und Weiterbildung: fehlende Qualitätskontrollen der ärztlichen Diagnostik und Therapie durch Obduktionsbefunde. Verdrängung des „morphologischen Gedankens“ in der Medizin mit der bereits vor 40 Jahren prognostizierten Zunahme ärztlicher Behandlungsfehler durch anatomische Unkenntnis. Leistungskataloge für die Facharztweiterbildungen in den Fächern Pathologie, Neuropathologie und Rechtsmedizin können kaum noch erfüllt werden.
- für die Neuentwicklung von Krankheiten und die angewandte klinische Forschung: Obduktionen unverzichtbar in der Identifizierung neuer Krankheitsentitäten, des Nutzens bildgebender Verfahren oder den Nebenwirkungen oder der Nebenwirkungen neuer Therapien,
- für die biomedizinische Grundlagenforschung: Organe und Gewebe unverzichtbar für die Forschung,
- für die Rechtssicherheit: gerade durch einen Verzicht auf Obduktionen bei medizinisch unklaren Todesfällen und den primär als natürlich klassifizierten Todesarten wird eine systematische Aufhellung des Dunkelfeldes durch die Leichenschau nicht geklärter Tötungsdelikte erschwert.

17 Fazit für die Praxis

Die Leichenschau ist eine außerordentlich verantwortungsvolle, ärztliche Aufgabe, mit der der Arzt die letzten Diagnosen für seinen oftmals über Jahre bekannten Patienten stellen muss. Bei dem bei der Leichenschau zu bewältigenden Aufgabenkanon ist zunächst der behandelnde Arzt der kompetenteste für ihre Durchführung, da seine Kenntnisse zur Anamnese, Symptomatik und zu den Umständen des Todeseintritts von einem anderen Arzt, der den Patienten nicht kannte, jeweils erfragt werden müssten. Andererseits sollte es bei objektiver Überforderung des Leichenschauers die Möglichkeit geben, nach sicherer Feststellung des Todes durch einen kompetenten Arzt eine adäquate Leichenschau durchführen zu lassen. Derartige flexible Lösungsmöglichkeiten haben sich inzwischen für Stadtstaaten wie Bremen und Hamburg bewährt, in Bremen ist es sogar zu einer vollständigen Entkoppelung von Todesfeststellung, zu der jeder Arzt verpflichtet ist, und eigentlicher Leichenschau gekommen, die von Rechtsmedizinern bzw. Amtsärzten durchgeführt wird. Die am kassenärztlichen Notdienst beteiligten Ärzte sollten untereinander Absprachen treffen, wie in Problemfällen vorzugehen ist (etwa Interessenkollision des leichenschauenden Arztes, der nach sicherer Feststellung des Todes einen Kollegen ohne Interessenkollision mit der Leichenschau beauftragt; Einholen von Auskünften des vorbehandelnden Arztes etc.).

B. Madea und K. Weckbecker, *Todesfeststellung und Leichenschau für Hausärzte*,
https://doi.org/10.1007/978-3-662-61111-1_17

Da abzusehen ist, dass der Gesetzgeber die Probleme der Praxis nicht lösen wird, müssen wir das als Ärzte in die eigene Hand nehmen. Gemeinsame Veranstaltungen von niedergelassenen Ärzten und Polizei, gegebenenfalls unter Moderation eines örtlich zuständigen Rechtsmediziners, können zu einer befriedigenderen Situation führen.

Fehler und Gefahren bei der Ärztlichen Leichenschau lassen sich folgendermaßen zusammenfassen:

- Keine Todesfeststellung ohne sichere Todeszeichen
- Sorgfältige Untersuchung des unbekleideten Leichnams
- Krankheitsgeschichte des Patienten rekapitulieren
  - welche Diagnose lag vor
  - wie war die Abfolge der zum Tode führenden Ereignisse
  - lassen sich Art und Umstände des Todeseintritts mit den gesicherten Diagnosen erklären
  - wie sicher sind Diagnosen zu Grundleiden und Todesursache
- Stand am Anfang der zum Tode führende Kausalkette ein äußeres Ereignis? Dann nicht natürlicher Tod
- Bei Todesfällen im Zusammenhang mit ärztlichen Maßnahmen: Todesart ungeklärt bzw. nicht natürlich
- Ist die Todesursache auch durch Befragung vorbehandelnder Ärzte nicht zu ermitteln, bleibt sie unklar; gleichzeitig Todesart ungeklärt
- Keinen Beeinflussungsversuchen nachgeben

Die Deutsche Gesellschaft für Rechtsmedizin hatte bereits vor einigen Jahren Vorschläge zur Verbesserung der Leichenschau gemacht (Tab. 17.1), die der Gesetzgeber bislang allerdings nicht umgesetzt hat.

Tab. 17.1 Vorschläge der DGRM zur Verbesserung der Leichenschau und zur Aufdeckung von nicht natürlichen Todesfällen (überarbeitet und ergänzt durch den Vorstand im Oktober 2015)

1. Ausbildung im Medizinstudium
• Leichenschau als theoretisches und praktisches Unterrichtsthema ist obligater Bestandteil des Lehrcurriculums an allen medizinischen Fakultäten
• Intensivierung des praktischen Leichenschau-Unterrichts in Kleingruppen
• Aufstockung der Deputatstunden zur Vertiefung der Leichenschaukenntnisse
2. Postgraduale Fortbildung der Ärzte
• In Ergänzung zum Erlernten im Studium regelmäßiges Wiederholen des erforderlichen Wissens
• Verpflichtende Fortbildung zur Leichenschau für alle Ärzte (z.B. auch auf elektronischem Wege)
• Festlegung einer obligaten Stunden-/CME-Punktezahl zum Thema Leichenschau
3. Steigerung der Obduktionsrate
• Sämtliche Studien, die die Misere des Leichenschauwesens in Deutschland aufzeigen, beruhen auf Obduktionsergebnissen. Alleine aufgrund der (qualitativ noch so guten) äußeren Leichenschau kann bei unklarer Krankheitsvorgeschichte über die tatsächliche Todesursache allenfalls spekuliert werden
• Ohne Obduktion keine Evaluation über die Qualität der Leichenschau.
• Immer Obduktion, wenn Todesart nicht natürlich oder ungeklärt
• Immer Obduktion, wenn Todesursache unklar, da dann in aller Regel auch die Todesart ungeklärt ist (nur so wären Tötungsserien in Krankenhäusern aufdeckbar)
• Vermehrt (klinische) Obduktionen, wenn Todeseintritt in engem zeitlichen Zusammenhang mit ärztlichen Maßnahmen (verdachtsunabhängige Qualitätskontrolle)
4. Rückkopplung an Ärzte
• Stärkung der Rolle des Leichenschauarztes, wenn er für eine Obduktion votiert
• Rückkopplung der Obduktionsergebnisse an den leichenschauenden Arzt; Ermächtigung der Rechtsmedizin, die Obduktionsergebnisse an den Arzt weiterzugeben (Ausnahme: Behandlungsfehlervorwürfe)
5. Kremationsleichenschau
• Ein Verzicht auf die Kremationsleichenschau kann in Anbetracht der Qualität der ersten Leichenschau gegenwärtig nicht empfohlen werden

(Fortsetzung)

Tab. 17.1 (Fortsetzung)

• Man sollte eher über eine Ausdehnung auf Fälle mit ungeklärter oder nicht natürlicher Todesart nachdenken, die ohne vorangegangene Obduktion kremiert werden sollen
6. Honorar
• Angemessenes Honorar für die Leichenschau (Empfehlung: Leichenschau im Krankenhaus oder vergleichbarer Einrichtung: mind. 75,- EUR, alle übrigen: mind. 150,- EUR); Honorierung durch die Krankenkassen

Berg fasst seine grundsätzlichen Überlegungen zur Leichenschau in folgenden Leitsätzen zusammen:

1. Man unterschreibe keinen Leichenschauschein, ohne sich vom Vorhandensein mindestens eines *sicheren Todeszeichens* (Totenflecke, Leichenstarre) überzeugt zu haben.
2. Leichenschau heißt: *Besichtigung* der Leiche! Und zwar des *entkleideten Körpers, auch der Rückseite.* Kinnbinden sind zu entfernen, weil darunter Strangfurchen verborgen sein können.
3. Wenn sich Anhaltspunkte für das Vorliegen eines *unnatürlichen Todes* ergeben haben, ist polizeiliche Anzeige zu erstatten.
4. Die Todesursache ist *„ungeklärt“*, wenn sie sich nicht aus der Besichtigung der Leiche ergibt und auch vom vorbehandelnden Arzt nicht erfragt werden kann.
5. Bei Verdacht auf Vorliegen eines *Seuchen*-Todesfalles ist Meldung an das zuständige Gesundheitsamt erforderlich.
6. Zur Beurteilung des Falles sind gegebenenfalls auch die *Umstände des Falles* und der Umgebung der Leiche heranzuziehen. Diesbezüglich sei man aber wesentlich auf Zusammenarbeit mit der Polizei bedacht und hüte sich vor vorschneller Diagnose. Die Polizei braucht ihrerseits die Mitwirkung des Arztes für Identifizierungsmaßnahmen, Blutentnahmen, Todeszeitbestimmung, Rückschlüsse aus den Verletzungen auf Unfallhergang usw.

Anhang 1 Ausgewählte Todesursachenkaskaden

(nach: Hanzlick (2006) Cause of Death and Death Certificate. College of American Pathologists)

Todesursache	
I Direkt zum Tode führende Krankheit (oder Zustand)[a]	a) **Koronare Herzerkrankung** bedingt durch (Folge von)
	b) ……………………………… bedingt durch (Folge von)
Vorausgegangene Ursachen Krankheitszustände, welche zu der oben angeführten Ursache geführt haben, mit der ursprünglichen Ursache an letzter Stelle	c) ……………………………… bedingt durch (Folge von)
	d) ……………………………… Grundleiden
[a]Hierunter fällt nicht die Art des Todeseintritts, wie z.B. Herz-Kreislaufversagen, Atemstillstand usw. sondern die Krankheit, Verletzung oder Komplikation, welche den Tod herbeiführte	

68 Jahre alt gewordener Mann mit gut dokumentierter koronarer Herzerkrankung. Zu Hause im Bett tot aufgefunden.

B. Madea und K. Weckbecker, *Todesfeststellung und Leichenschau für Hausärzte*,
https://doi.org/10.1007/978-3-662-61111-1

Todesursache	
I Direkt zum Tode führende Krankheit (oder Zustand)[a] **Vorausgegangene Ursachen** Krankheitszustände, welche zu der oben angeführten Ursache geführt haben, mit der ursprünglichen Ursache an letzter Stelle	**a) Koronare Herzerkrankung** bedingt durch (Folge von) b) .... bedingt durch (Folge von) c) .... bedingt durch (Folge von) d) .... Grundleiden
II Andere wesentliche Krankheitszustände, die zum Tode beigetragen haben, ohne mit der Krankheit selbst oder mit dem die Krankheit verursachenden Zustand im Zusammenhang zu stehen.	**Hypertonie** ....
[a]Hierunter fällt nicht die Art des Todeseintritts, wie z. B. Herz-Kreislaufversagen, Atemstillstand usw. sondern die Krankheit, Verletzung oder Komplikation, welche den Tod herbeiführte	

Zusätzlich war eine Hypertonie bekannt, die u. a. zu einer ventrikulären Hypertrophie geführt hat. Nach Auffassung des Arztes war die koronare Herzerkrankung die führende Todesursache, die Hypertonie mit der Myokardhypertrophie hat allerdings den Sauerstoffbedarf erhöht.

Todesursache	
I Direkt zum Tode führende Krankheit (oder Zustand)[a]	a) **Dialysepflichtiges Nierenversagen** bedingt durch (Folge von) b) **Hypertonie** bedingt durch (Folge von)
Vorausgegangene Ursachen Krankheitszustände, welche zu der oben angeführten Ursache geführt haben, mit der ursprünglichen Ursache an letzter Stelle	c) .... bedingt durch (Folge von) d) .... Grundleiden
II Andere wesentliche Krankheitszustände, die zum Tode beigetragen haben, ohne mit der Krankheit selbst oder mit dem die Krankheit verursachenden Zustand im Zusammenhang zu stehen.	....
[a]Hierunter fällt nicht die Art des Todeseintritts, wie z. B. Herz-Kreislaufversagen, Atemstillstand usw. sondern die Krankheit, Verletzung oder Komplikation, welche den Tod herbeiführte	

55 Jahre alt gewordene Frau mit langjähriger Anamnese einer Hypertonie. Seit Jahren progressives Nierenversagen.

Todesursache	
I Direkt zum Tode führende Krankheit (oder Zustand)[a] **Vorausgegangene Ursachen** Krankheitszustände, welche zu der oben angeführten Ursache geführt haben, mit der ursprünglichen Ursache an letzter Stelle	**a) Intrazerebrale Blutung** bedingt durch (Folge von) **b) Hypertonie** bedingt durch (Folge von) c) …………………………… bedingt durch (Folge von) d) …………………………… Grundleiden
II Andere wesentliche Krankheitszustände, die zum Tode beigetragen haben, ohne mit der Krankheit selbst oder mit dem die Krankheit verursachenden Zustand im Zusammenhang zu stehen.	…………………………………………………… …………………………………………………… ……………………………………………………
[a]Hierunter fällt nicht die Art des Todeseintritts, wie z. B. Herz-Kreislaufversagen, Atemstillstand usw. sondern die Krankheit, Verletzung oder Komplikation, welche den Tod herbeiführte	

54 Jahre alt gewordene Frau, die seit mehr als 10 Jahren wegen Hypertonie behandelt wurde. Plötzlich akute Kopfschmerzen und Todeseintritt.

Todesursache	
I Direkt zum Tode führende Krankheit (oder Zustand)[a] **Vorausgegangene Ursachen** Krankheitszustände, welche zu der oben angeführten Ursache geführt haben, mit der ursprünglichen Ursache an letzter Stelle	**a) Systemische bakterielle Sepsis** bedingt durch (Folge von) **b) Infiziertes Dekubitalulcus** bedingt durch (Folge von) **c) Bettlägerigkeit aufgrund von Demenz** bedingt durch (Folge von) d) …………………………… Grundleiden
II Andere wesentliche Krankheitszustände, die zum Tode beigetragen haben, ohne mit der Krankheit selbst oder mit dem die Krankheit verursachenden Zustand im Zusammenhang zu stehen.	…………………………………………………… …………………………………………………… ……………………………………………………
[a]Hierunter fällt nicht die Art des Todeseintritts, wie z. B. Herz-Kreislaufversagen, Atemstillstand usw. sondern die Krankheit, Verletzung oder Komplikation, welche den Tod herbeiführte	

Todesursache	
I Direkt zum Tode führende Krankheit (oder Zustand)[a] **Vorausgegangene Ursachen** Krankheitszuständie, welche zu der oben angeführten Ursache geführt haben, mit der ursprünglichen Ursache an letzter Stelle	a) **Herzbeuteltamponade** bedingt durch (Folge von) b) **Rupturierter Myokardinfarkt** bedingt durch (Folge von) c) **Myokardinfarkt** bedingt durch (Folge von) d) **Koronare Herzerkrankung** Grundleiden
II Andere wesentliche Krankheitszustände, die zum Tode beigetragen haben, ohne mit der Krankheit selbst oder mit dem die Krankheit verursachenden Zustand im Zusammenhang zu stehen.	…………………… …………………… ……………………
[a]Hierunter fällt nicht die Art des Todeseintritts, wie z. B. Herz-Kreislaufversagen, Atemstillstand usw. sondern die Krankheit, Verletzung oder Komplikation, welche den Tod herbeiführte	

Todesursache	
I Direkt zum Tode führende Krankheit (oder Zustand)[a] **Vorausgegangene Ursachen** Krankheitszustände, welche zu der oben angeführten Ursache geführt haben, mit der ursprünglichen Ursache an letzter Stelle	**a) Systemische bakterielle Sepsis** bedingt durch (Folge von) **b) Pseudomonas-Infektion eines Dekubitalulcus** bedingt durch (Folge von) **c) Immobilität bei Bettlägerigkeit** bedingt durch (Folge von) **d) Senile Demenz** Grundleiden
II Andere wesentliche Krankheitszustände, die zum Tode beigetragen haben, ohne mit der Krankheit selbst oder mit dem die Krankheit verursachenden Zustand im Zusammenhang zu stehen.	**Diabetes mellitus** …………………………………………… ……………………………………………
[a]Hierunter fällt nicht die Art des Todeseintritts, wie z. B. Herz-Kreislaufversagen, Atemstillstand usw. sondern die Krankheit, Verletzung oder Komplikation, welche den Tod herbeiführte	

Todesursache	
I Direkt zum Tode führende Krankheit (oder Zustand)[a] **Vorausgegangene Ursachen** Krankheitszustände, welche zu der oben angeführten Ursache geführt haben, mit der ursprünglichen Ursache an letzter Stelle	**a) Hepatische Enzephalopathie** bedingt durch (Folge von) **b) Leberzirrhose** bedingt durch (Folge von) **c) Chronischer Alkoholismus** bedingt durch (Folge von) d) .... Grundleiden
II Andere wesentliche Krankheitszustände, die zum Tode beigetragen haben, ohne mit der Krankheit selbst oder mit dem die Krankheit verursachenden Zustand im Zusammenhang zu stehen.	**Blutende Ösophagusvarizen** **Pneumonie** ....
[a]Hierunter fällt nicht die Art des Todeseintritts, wie z. B. Herz-Kreislaufversagen, Atemstillstand usw. sondern die Krankheit, Verletzung oder Komplikation, welche den Tod herbeiführte	

Todesursache	
I Direkt zum Tode führende Krankheit (oder Zustand)[a]	**a) Kleinzelliges Bronchialkarzinom mit Hirnmetastasen** bedingt durch (Folge von)
Vorausgegangene Ursachen Krankheitszustände, welche zu der oben angeführten Ursache geführt haben, mit der ursprünglichen Ursache an letzter Stelle	b) …………………………… bedingt durch (Folge von) c) …………………………… bedingt durch (Folge von) d) …………………………… Grundleiden
II Andere wesentliche Krankheitszustände, die zum Tode beigetragen haben, ohne mit der Krankheit selbst oder mit dem die Krankheit verursachenden Zustand im Zusammenhang zu stehen.	…………………………………………………… …………………………………………………… ……………………………………………………
[a]Hierunter fällt nicht die Art des Todeseintritts, wie z. B. Herz-Kreislaufversagen, Atemstillstand usw. sondern die Krankheit, Verletzung oder Komplikation, welche den Tod herbeiführte	

Todesursache		
I Direkt zum Tode führende Krankheit (oder Zustand)[a]	a)	**Vermutlich Myokardinfarkt** bedingt durch (Folge von)
	b)	**Koronare Herzerkrankung** bedingt durch (Folge von)
Vorausgegangene Ursachen Krankheitszustände, welche zu der oben angeführten Ursache geführt haben, mit der ursprünglichen Ursache an letzter Stelle	c)	.... bedingt durch (Folge von)
	d)	.... Grundleiden
II Andere wesentliche Krankheitszustände, die zum Tode beigetragen haben, ohne mit der Krankheit selbst oder mit dem die Krankheit verursachenden Zustand im Zusammenhang zu stehen.		....
[a]Hierunter fällt nicht die Art des Todeseintritts, wie z. B. Herz-Kreislaufversagen, Atemstillstand usw. sondern die Krankheit, Verletzung oder Komplikation, welche den Tod herbeiführte		

76 Jahre alt gewordener Mann mit bekannter koronarer Herzerkrankung. Zu Hause Brustschmerzen, Hausarzt informiert, der den Patienten nur noch tot vorfindet.

Todesursache		
I Direkt zum Tode führende Krankheit (oder Zustand)[a]	a)	**Unspezifische natürliche Ursache** bedingt durch (Folge von)
	b)	……………………………… bedingt durch (Folge von)
Vorausgegangene Ursachen Krankheitszustände, welche zu der oben angeführten Ursache geführt haben, mit der ursprünglichen Ursache an letzter Stelle	c)	……………………………… bedingt durch (Folge von)
	d)	……………………………… Grundleiden
II Andere wesentliche Krankheitszustände, die zum Tode beigetragen haben, ohne mit der Krankheit selbst oder mit dem die Krankheit verursachenden Zustand im Zusammenhang zu stehen.		**Diabetes mellitus** ……………………………………………………………… ………………………………………………………………
[a]Hierunter fällt nicht die Art des Todeseintritts, wie z. B. Herz-Kreislaufversagen, Atemstillstand usw. sondern die Krankheit, Verletzung oder Komplikation, welche den Tod herbeiführte		

92 Jahre alt gewordene Frau, die in ihrem Bett tot aufgefunden wird. Die einzige vorbestehende bekannte Erkrankung war ein Diabetes mellitus, Therapie mit oralen Antidiabetika.

Todesursache	
I Direkt zum Tode führende Krankheit (oder Zustand)[a] **Vorausgegangene Ursachen** Krankheitszustände, welche zu der oben angeführten Ursache geführt haben, mit der ursprünglichen Ursache an letzter Stelle	**a) Intrathorakale Blutung** bedingt durch (Folge von) **b) Penetrierende Verletzung der linken Lunge** bedingt durch (Folge von) **c) Stichverletzung der linken Brustwand** bedingt durch (Folge von) d) .... Grundleiden
II Andere wesentliche Krankheitszustände, die zum Tode beigetragen haben, ohne mit der Krankheit selbst oder mit dem die Krankheit verursachenden Zustand im Zusammenhang zu stehen.	**Pneumothorax** ....
[a]Hierunter fällt nicht die Art des Todeseintritts, wie z. B. Herz-Kreislaufversagen, Atemstillstand usw. sondern die Krankheit, Verletzung oder Komplikation, welche den Tod herbeiführte	

<table>
<tr><th colspan="2">Todesursache</th></tr>
<tr><td>I
Direkt zum Tode führende Krankheit
(oder Zustand)[a]

Vorausgegangene Ursachen
Krankheitszustände, welche zu der oben angeführten Ursache geführt haben, mit der ursprünglichen Ursache an letzter Stelle</td><td>a) Peritonitis
bedingt durch (Folge von)

b) Lazeration des Jejunums
bedingt durch (Folge von)

c) Stumpfes Bauchtrauma
bedingt durch (Folge von)

d) Sturz aus der Höhe
Grundleiden</td></tr>
<tr><td>II
Andere wesentliche Krankheitszustände, die zum Tode beigetragen haben, ohne mit der Krankheit selbst oder mit dem die Krankheit verursachenden Zustand im Zusammenhang zu stehen.</td><td>..
....
....</td></tr>
<tr><td colspan="2">[a]Hierunter fällt nicht die Art des Todeseintritts, wie z. B. Herz-Kreislaufversagen, Atemstillstand usw. sondern die Krankheit, Verletzung oder Komplikation, welche den Tod herbeiführte</td></tr>
</table>

Todesursache	
I Direkt zum Tode führende Krankheit (oder Zustand)[a] **Vorausgegangene Ursachen** Krankheitszustände, welche zu der oben angeführten Ursache geführt haben, mit der ursprünglichen Ursache an letzter Stelle	**a) Milzruptur mit intra-abdominaler Blutung** bedingt durch (Folge von) **b) Kontusion der Milz** bedingt durch (Folge von) **c) Stumpfes Bauchtrauma** bedingt durch (Folge von) **d) Verkehrsunfall** Grundleiden
II Andere wesentliche Krankheitszustände, die zum Tode beigetragen haben, ohne mit der Krankheit selbst oder mit dem die Krankheit verursachenden Zustand im Zusammenhang zu stehen.	....
[a]Hierunter fällt nicht die Art des Todeseintritts, wie z. B. Herz-Kreislaufversagen, Atemstillstand usw. sondern die Krankheit, Verletzung oder Komplikation, welche den Tod herbeiführte	

Todesursache	
I Direkt zum Tode führende Krankheit (oder Zustand)[a] **Vorausgegangene Ursachen** Krankheitszustände, welche zu der oben angeführten Ursache geführt haben, mit der ursprünglichen Ursache an letzter Stelle	**a) Hepatische Enzephalopathie** bedingt durch (Folge von) **b) Leberzirrhose** bedingt durch (Folge von) **c) Chronischer Alkoholismus** bedingt durch (Folge von) d) …………………………… Grundleiden
[a]Hierunter fällt nicht die Art des Todeseintritts, wie z. B. Herz-Kreislaufversagen, Atemstillstand usw. sondern die Krankheit, Verletzung oder Komplikation, welche den Tod herbeiführte	

Todesursache		Ungefähre Zeitspanne zwischen Beginn der Krankheit und Tod
I Direkt zum Tode führende Krankheit (oder Zustand)[a]	**a) Lungenthrombembolie** bedingt durch (Folge von)	**Minuten**
	b) Tiefe Beinvenenthrombose bedingt durch (Folge von)	**Mehrere Tage**
Vorausgegangene Ursachen Krankheitszustände, welche zu der oben angeführten Ursache geführt haben, mit der ursprünglichen Ursache an letzter Stelle	**c) Pathologische Fraktur des linken Femurhalses** bedingt durch (Folge von)	**5 Tage**
	d) Osteoporose Grundleiden	**Jahre**
II Andere wesentliche Krankheitszustände, die zum Tode beigetragen haben, ohne mit der Krankheit selbst oder mit dem die Krankheit verursachenden Zustand im Zusammenhang zu stehen.	…………………… …………………… ……………………	…………… ……………
[a]Hierunter fällt nicht die Art des Todeseintritts, wie z. B. Herz-Kreislaufversagen, Atemstillstand usw. sondern die Krankheit, Verletzung oder Komplikation, welche den Tod herbeiführte		

Todesursache		Ungefähre Zeitspanne zwischen Beginn der Krankheit und Tod
I Direkt zum Tode führende Krankheit (oder Zustand)[a]	a) **Kongestives Herzversagen** bedingt durch (Folge von)	**4 Tage**
	b) **Akuter Myokardinfarkt** bedingt durch (Folge von)	**7 Tage**
Vorausgegangene Ursachen Krankheitszustände, welche zu der oben angeführten Ursache geführt haben, mit der ursprünglichen Ursache an letzter Stelle	c) **Koronare Herzerkrankung** bedingt durch (Folge von)	**Jahrzehnte**
	d) .... Grundleiden	....
II Andere wesentliche Krankheitszustände, die zum Tode beigetragen haben, ohne mit der Krankheit selbst oder mit dem die Krankheit verursachenden Zustand im Zusammenhang zu stehen.	**Hypertonie**	....
[a]Hierunter fällt nicht die Art des Todeseintritts, wie z. B. Herz-Kreislaufversagen, Atemstillstand usw. sondern die Krankheit, Verletzung oder Komplikation, welche den Tod herbeiführte		

Todesursache		Ungefähre Zeitspanne zwischen Beginn der Krankheit und Tod
I Direkt zum Tode führende Krankheit (oder Zustand)[a]	a) **Pneumonie** bedingt durch (Folge von)	**4 Tage**
	b) **Traumabedingtes Koma** bedingt durch (Folge von)	**8 Tage**
Vorausgegangene Ursachen Krankheitszustände, welche zu der oben angeführten Ursache geführt haben, mit der ursprünglichen Ursache an letzter Stelle	c) **Stumpfes Schädel-Hirn-Trauma** bedingt durch (Folge von)	**8 Tage**
	d) **Verkehrsunfall** Grundleiden	**8 Tage**
II Andere wesentliche Krankheitszustände, die zum Tode beigetragen haben, ohne mit der Krankheit selbst oder mit dem die Krankheit verursachenden Zustand im Zusammenhang zu stehen.	....	....
[a]Hierunter fällt nicht die Art des Todeseintritts, wie z. B. Herz-Kreislaufversagen, Atemstillstand usw. sondern die Krankheit, Verletzung oder Komplikation, welche den Tod herbeiführte		

Todesursache	
I Direkt zum Tode führende Krankheit (oder Zustand)[a] **Vorausgegangene Ursachen** Krankheitszustände, welche zu der oben angeführten Ursache geführt haben, mit der ursprünglichen Ursache an letzter Stelle	a) **Obere gastrointestinale Blutung** bedingt durch (Folge von) b) **Rupturierte Ösophagusvarizen** bedingt durch (Folge von) c) **Leberzirrhose** bedingt durch (Folge von) d) **Chronischer Alkoholismus** Grundleiden
II Andere wesentliche Krankheitszustände, die zum Tode beigetragen haben, ohne mit der Krankheit selbst oder mit dem die Krankheit verursachenden Zustand im Zusammenhang zu stehen.	....
[a]Hierunter fällt nicht die Art des Todeseintritts, wie z. B. Herz-Kreislaufversagen, Atemstillstand usw. sondern die Krankheit, Verletzung oder Komplikation, welche den Tod herbeiführte	

Todesursache	
I Direkt zum Tode führende Krankheit (oder Zustand)[a] **Vorausgegangene Ursachen** Krankheitszustände, welche zu der oben angeführten Ursache geführt haben, mit der ursprünglichen Ursache an letzter Stelle	**a) Pneumocystis carinii Pneumonie** bedingt durch (Folge von) **b) AIDS** bedingt durch (Folge von) **c) HIV-Infektion** bedingt durch (Folge von) **d) Spontan-Pneumothorax** bedingt durch (Folge von) **e) Chronisch-obstruktive Lungenerkrankung** Grundleiden
II Andere wesentliche Krankheitszustände, die zum Tode beigetragen haben, ohne mit der Krankheit selbst oder mit dem die Krankheit verursachenden Zustand im Zusammenhang zu stehen.	....
[a]Hierunter fällt nicht die Art des Todeseintritts, wie z. B. Herz-Kreislaufversagen, Atemstillstand usw. sondern die Krankheit, Verletzung oder Komplikation, welche den Tod herbeiführte	

Todesursache	
I Direkt zum Tode führende Krankheit (oder Zustand)[a]	a) **Hepatische Enzephalopathie** bedingt durch (Folge von)
	b) **Leberzirrhose** bedingt durch (Folge von)
Vorausgegangene Ursachen Krankheitszustände, welche zu der oben angeführten Ursache geführt haben, mit der ursprünglichen Ursache an letzter Stelle	c) **Chronischer Alkoholismus** bedingt durch (Folge von)
	d) .... Grundleiden
II Andere wesentliche Krankheitszustände, die zum Tode beigetragen haben, ohne mit der Krankheit selbst oder mit dem die Krankheit verursachenden Zustand im Zusammenhang zu stehen.	**Adenokarzinom des Kolons mit Lebermetastasen** ....
[a]Hierunter fällt nicht die Art des Todeseintritts, wie z. B. Herz-Kreislaufversagen, Atemstillstand usw. sondern die Krankheit, Verletzung oder Komplikation, welche den Tod herbeiführte	

<table>
<tr><td colspan="2">Todesursache</td></tr>
<tr><td>I
Direkt zum Tode führende Krankheit
(oder Zustand)[a]

Vorausgegangene Ursachen
Krankheitszustände, welche zu der oben angeführten Ursache geführt haben, mit der ursprünglichen Ursache an letzter Stelle</td><td>a) Vermutlich koronare Herzerkrankung
bedingt durch (Folge von)

b) ……………………………
bedingt durch (Folge von)

c) ……………………………
bedingt durch (Folge von)

d) ……………………………
Grundleiden</td></tr>
<tr><td>II
Andere wesentliche Krankheitszustände, die zum Tode beigetragen haben, ohne mit der Krankheit selbst oder mit dem die Krankheit verursachenden Zustand im Zusammenhang zu stehen.</td><td>……………………………………………………
……………………………………………………
……………………………………………………</td></tr>
<tr><td colspan="2">[a]Hierunter fällt nicht die Art des Todeseintritts, wie z. B. Herz-Kreislaufversagen, Atemstillstand usw. sondern die Krankheit, Verletzung oder Komplikation, welche den Tod herbeiführte</td></tr>
</table>

Todesursache	
I Direkt zum Tode führende Krankheit (oder Zustand)[a] **Vorausgegangene Ursachen** Krankheitszustände, welche zu der oben angeführten Ursache geführt haben, mit der ursprünglichen Ursache an letzter Stelle	**a) Obere gastrointestinale Blutung** bedingt durch (Folge von) **b) Vermutlich Magenulcus** bedingt durch (Folge von) c) .... bedingt durch (Folge von) d) .... Grundleiden
II Andere wesentliche Krankheitszustände, die zum Tode beigetragen haben, ohne mit der Krankheit selbst oder mit dem die Krankheit verursachenden Zustand im Zusammenhang zu stehen.	....
[a]Hierunter fällt nicht die Art des Todeseintritts, wie z. B. Herz-Kreislaufversagen, Atemstillstand usw. sondern die Krankheit, Verletzung oder Komplikation, welche den Tod herbeiführte	

<table>
<tr><th colspan="2">Todesursache</th><th>Ungefähre Zeitspanne zwischen Beginn der Krankheit und Tod</th></tr>
<tr><td>I
Direkt zum Tode führende Krankheit (oder Zustand)[a]

Vorausgegangene Ursachen
Krankheitszustände, welche zu der oben angeführten Ursache geführt haben, mit der ursprünglichen Ursache an letzter Stelle</td><td>a) Pneumocystis carinii Pneumonie
bedingt durch (Folge von)

b) AIDS
bedingt durch (Folge von)

c) HIV-Infektion
bedingt durch (Folge von)

d) ……………………………
Grundleiden</td><td>3 Wochen

3 Jahre

5 Jahre

……………………</td></tr>
<tr><td>II
Andere wesentliche Krankheitszustände, die zum Tode beigetragen haben, ohne mit der Krankheit selbst oder mit dem die Krankheit verursachenden Zustand im Zusammenhang zu stehen.</td><td>Intravenöser Drogenkonsum
………………………………………………………
………………………………………………………</td><td>……………………

……………………</td></tr>
<tr><td colspan="3">[a]Hierunter fällt nicht die Art des Todeseintritts, wie z. B. Herz-Kreislaufversagen, Atemstillstand usw. sondern die Krankheit, Verletzung oder Komplikation, welche den Tod herbeiführte</td></tr>
</table>

Todesursache		Ungefähre Zeitspanne zwischen Beginn der Krankheit und Tod
I Direkt zum Tode führende Krankheit (oder Zustand)[a]	**a) Lungeninfarkt** bedingt durch (Folge von)	**Stunden**
	b) Pulmonale Lungenthrombembolie bedingt durch (Folge von)	**Stunden**
Vorausgegangene Ursachen Krankheitszustände, welche zu der oben angeführten Ursache geführt haben, mit der ursprünglichen Ursache an letzter Stelle	**c) Tiefe Beinvenenthrombose** bedingt durch (Folge von)	**Tage**
	d) Essenzielle Thrombozytose Grundleiden	**Monate**
II Andere wesentliche Krankheitszustände, die zum Tode beigetragen haben, ohne mit der Krankheit selbst oder mit dem die Krankheit verursachenden Zustand im Zusammenhang zu stehen.	…………………… …………………… ……………………	…………… ……………
[a]Hierunter fällt nicht die Art des Todeseintritts, wie z. B. Herz-Kreislaufversagen, Atemstillstand usw. sondern die Krankheit, Verletzung oder Komplikation, welche den Tod herbeiführte		

<table>
<tr><th colspan="2">Todesursache</th><th>Ungefähre Zeitspanne zwischen Beginn der Krankheit und Tod</th></tr>
<tr><td>I
Direkt zum Tode führende Krankheit
(oder Zustand)[a]

Vorausgegangene Ursachen
Krankheitszustände, welche zu der oben angeführten Ursache geführt haben, mit der ursprünglichen Ursache an letzter Stelle</td><td>a) Prostatakarzinom mit Lungenmetastasen
bedingt durch (Folge von)

b) ....
bedingt durch (Folge von)

c) ....
bedingt durch (Folge von)

d) ....
Grundleiden</td><td>Ca. 4 Jahre

....

....

......................</td></tr>
<tr><td>II
Andere wesentliche Krankheitszustände, die zum Tode beigetragen haben, ohne mit der Krankheit selbst oder mit dem die Krankheit verursachenden Zustand im Zusammenhang zu stehen.</td><td>..
....
....</td><td>......................

......................</td></tr>
<tr><td colspan="3">[a]Hierunter fällt nicht die Art des Todeseintritts, wie z. B. Herz-Kreislaufversagen, Atemstillstand usw. sondern die Krankheit, Verletzung oder Komplikation, welche den Tod herbeiführte</td></tr>
</table>

70 Jahre alter Mann mit einem bekannten Prostata-Karzinom mit Lungenmetastasen. Zunehmende Verschlechterung des Gesundheitszustandes, mit dem Ableben war zu rechnen. Todeseintritt zu Hause. Das Prostatakarzinom war das Grundleiden. Die letztendliche Todesursache war dem Hausarzt nicht bekannt.

Todesursache		Ungefähre Zeitspanne zwischen Beginn der Krankheit und Tod
I Direkt zum Tode führende Krankheit (oder Zustand)[a]	**a) Intrazerebrale Blutung in die Basalganglien** bedingt durch (Folge von)	**Minuten**
Vorausgegangene Ursachen Krankheitszustände, welche zu der oben angeführten Ursache geführt haben, mit der ursprünglichen Ursache an letzter Stelle	**b) Essenzielle Hypertonie** bedingt durch (Folge von)	**Jahrzehnte**
	c) ……………………………… bedingt durch (Folge von)	…………………
	d) ……………………………… Grundleiden	…………………
II Andere wesentliche Krankheitszustände, die zum Tode beigetragen haben, ohne mit der Krankheit selbst oder mit dem die Krankheit verursachenden Zustand im Zusammenhang zu stehen.	…………………………………………………… …………………………………………………… ……………………………………………………	………………… …………………
[a]Hierunter fällt nicht die Art des Todeseintritts, wie z. B. Herz-Kreislaufversagen, Atemstillstand usw. sondern die Krankheit, Verletzung oder Komplikation, welche den Tod herbeiführte		

Todesursache		Ungefähre Zeitspanne zwischen Beginn der Krankheit und Tod
I Direkt zum Tode führende Krankheit (oder Zustand)[a]	**a) Septischer Schock** bedingt durch (Folge von)	**Stunden**
Vorausgegangene Ursachen	**b) Infizierte Dekubitalulzera** bedingt durch (Folge von)	**Wochen**
Krankheitszustände, welche zu der oben angeführten Ursache geführt haben, mit der ursprünglichen Ursache an letzter Stelle	**c) Komplikation einer Hirnmassenblutung** bedingt durch (Folge von)	**5 Jahre**
	d) Zerebrale Arteriosklerose Grundleiden	**10 Jahre**
II Andere wesentliche Krankheitszustände, die zum Tode beigetragen haben, ohne mit der Krankheit selbst oder mit dem die Krankheit verursachenden Zustand im Zusammenhang zu stehen.	**Insulinabhängiger Diabetes Mellitus**	....
[a]Hierunter fällt nicht die Art des Todeseintritts, wie z. B. Herz-Kreislaufversagen, Atemstillstand usw. sondern die Krankheit, Verletzung oder Komplikation, welche den Tod herbeiführte		

<table>
<tr><td colspan="2">Todesursache</td><td>Ungefähre Zeitspanne zwischen Beginn der Krankheit und Tod</td></tr>
<tr><td>I
Direkt zum Tode führende Krankheit
(oder Zustand)[a]

Vorausgegangene Ursachen
Krankheitszustände, welche zu der oben angeführten Ursache geführt haben, mit der ursprünglichen Ursache an letzter Stelle</td><td>a) Zerebelläre Herniation
bedingt durch (Folge von)

b) Toxoplasmose des ZNS
bedingt durch (Folge von)

c) AIDS
bedingt durch (Folge von)

d) HIV-Infektion
Grundleiden</td><td>Stunden

Tabe

7 Jahre

10 Jahre</td></tr>
<tr><td>II
Andere wesentliche Krankheitszustände, die zum Tode beigetragen haben, ohne mit der Krankheit selbst oder mit dem die Krankheit verursachenden Zustand im Zusammenhang zu stehen.</td><td>..........
....
..........</td><td>..........

..........</td></tr>
<tr><td colspan="3">[a]Hierunter fällt nicht die Art des Todeseintritts, wie z. B. Herz-Kreislaufversagen, Atemstillstand usw. sondern die Krankheit, Verletzung oder Komplikation, welche den Tod herbeiführte</td></tr>
</table>

Todesursache		Ungefähre Zeitspanne zwischen Beginn der Krankheit und Tod
I Direkt zum Tode führende Krankheit (oder Zustand)[a]	a) **Toxoplasmose des ZNS** bedingt durch (Folge von)	**Tage**
Vorausgegangene Ursachen Krankheitszustände, welche zu der oben angeführten Ursache geführt haben, mit der ursprünglichen Ursache an letzter Stelle	b) **AIDS** bedingt durch (Folge von) c) …………………………… bedingt durch (Folge von) d) …………………………… Grundleiden	**10 Jahre** ………………… …………………
II Andere wesentliche Krankheitszustände, die zum Tode beigetragen haben, ohne mit der Krankheit selbst oder mit dem die Krankheit verursachenden Zustand im Zusammenhang zu stehen.	…………………………………………………… …………………………………………………… ……………………………………………………	………………… …………………
[a]Hierunter fällt nicht die Art des Todeseintritts, wie z. B. Herz-Kreislaufversagen, Atemstillstand usw. sondern die Krankheit, Verletzung oder Komplikation, welche den Tod herbeiführte		

<table>
<tr><th colspan="2">Todesursache</th><th>Ungefähre Zeitspanne zwischen Beginn der Krankheit und Tod</th></tr>
<tr><td>I
Direkt zum Tode führende Krankheit
(oder Zustand)[a]</td><td>a) Subarachnoidalblutung
bedingt durch (Folge von)</td><td>Minuten</td></tr>
<tr><td rowspan="3">Vorausgegangene Ursachen
Krankheitszustände, welche zu der oben angeführten Ursache geführt haben, mit der ursprünglichen Ursache an letzter Stelle</td><td>b) Rupturiertes Aneurysma der Hirnbasisarterien
bedingt durch (Folge von)</td><td>Minuten/Jahre</td></tr>
<tr><td>c) ....
bedingt durch (Folge von)</td><td>......................
......................</td></tr>
<tr><td>d) ....
Grundleiden</td><td></td></tr>
<tr><td>II
Andere wesentliche Krankheitszustände, die zum Tode beigetragen haben, ohne mit der Krankheit selbst oder mit dem die Krankheit verursachenden Zustand im Zusammenhang zu stehen.</td><td>..
....
....</td><td>......................
......................</td></tr>
<tr><td colspan="3">[a]Hierunter fällt nicht die Art des Todeseintritts, wie z. B. Herz-Kreislaufversagen, Atemstillstand usw. sondern die Krankheit, Verletzung oder Komplikation, welche den Tod herbeiführte</td></tr>
</table>

Todesursache		Ungefähre Zeitspanne zwischen Beginn der Krankheit und Tod
I Direkt zum Tode führende Krankheit (oder Zustand)[a] **Vorausgegangene Ursachen** Krankheitszustände, welche zu der oben angeführten Ursache geführt haben, mit der ursprünglichen Ursache an letzter Stelle	**a) Vermutlich koronare Herzerkrankung** bedingt durch (Folge von) b) .... bedingt durch (Folge von) c) .... bedingt durch (Folge von) d) .... Grundleiden	**Jahre** ....
II Andere wesentliche Krankheitszustände, die zum Tode beigetragen haben, ohne mit der Krankheit selbst oder mit dem die Krankheit verursachenden Zustand im Zusammenhang zu stehen.	....	....
[a]Hierunter fällt nicht die Art des Todeseintritts, wie z. B. Herz-Kreislaufversagen, Atemstillstand usw. sondern die Krankheit, Verletzung oder Komplikation, welche den Tod herbeiführte		

58 Jahre alter Mann mit plötzlichen Brustschmerzen. Hausarzt wird verständigt, der nur noch den Tod feststellt. Keine Vorerkrankungen bekannt.

<table>
<tr><th colspan="2">Todesursache</th><th>Ungefähre Zeitspanne zwischen Beginn der Krankheit und Tod</th></tr>
<tr><td>I
Direkt zum Tode führende Krankheit
(oder Zustand)[a]

Vorausgegangene Ursachen
Krankheitszustände, welche zu der oben angeführten Ursache geführt haben, mit der ursprünglichen Ursache an letzter Stelle</td><td>a) Obere Gastrointestinalblutung, Ursache unbekannt
bedingt durch (Folge von)
b) ....
bedingt durch (Folge von)
c) ....
bedingt durch (Folge von)
d) ....
Grundleiden</td><td>Stunden
....
....
......................</td></tr>
<tr><td>II
Andere wesentliche Krankheitszustände, die zum Tode beigetragen haben, ohne mit der Krankheit selbst oder mit dem die Krankheit verursachenden Zustand im Zusammenhang zu stehen.</td><td>..
....
....</td><td>......................
......................</td></tr>
<tr><td colspan="3">[a]Hierunter fällt nicht die Art des Todeseintritts, wie z. B. Herz-Kreislaufversagen, Atemstillstand usw. sondern die Krankheit, Verletzung oder Komplikation, welche den Tod herbeiführte</td></tr>
</table>

<table>
<tr><th colspan="2">Todesursache</th><th>Ungefähre Zeitspanne zwischen Beginn der Krankheit und Tod</th></tr>
<tr><td>I
Direkt zum Tode führende Krankheit
(oder Zustand)[a]

Vorausgegangene Ursachen
Krankheitszustände, welche zu der oben angeführten Ursache geführt haben, mit der ursprünglichen Ursache an letzter Stelle</td><td>a) Obere Gastrointestinalblutung
bedingt durch (Folge von)

b) Vermutlich Magenulcus
bedingt durch (Folge von)

c) ……………………………
bedingt durch (Folge von)

d) ……………………………
Grundleiden</td><td>Stunden

unbekannt

…………………

…………………</td></tr>
<tr><td>II
Andere wesentliche Krankheitszustände, die zum Tode beigetragen haben, ohne mit der Krankheit selbst oder mit dem die Krankheit verursachenden Zustand im Zusammenhang zu stehen.</td><td>……………………………………………………
……………………………………………………
……………………………………………………</td><td>…………………

…………………</td></tr>
<tr><td colspan="3">[a]Hierunter fällt nicht die Art des Todeseintritts, wie z. B. Herz-Kreislaufversagen, Atemstillstand usw. sondern die Krankheit, Verletzung oder Komplikation, welche den Tod herbeiführte</td></tr>
</table>

<table>
<tr><th colspan="2">Todesursache</th><th>Ungefähre Zeitspanne zwischen Beginn der Krankheit und Tod</th></tr>
<tr><td>I
Direkt zum Tode führende Krankheit
(oder Zustand)[a]

Vorausgegangene Ursachen
Krankheitszustände, welche zu der oben angeführten Ursache geführt haben, mit der ursprünglichen Ursache an letzter Stelle</td><td>a) Lungenblutung
bedingt durch (Folge von)

b) Aorto-pulmonale Fistel
bedingt durch (Folge von)

c) Gering differenziertes Adenokarzinom des linken Lungenoberlappens
bedingt durch (Folge von)

d) ……………………………….
Grundleiden</td><td>Minuten

Tage

Monate

…………………</td></tr>
<tr><td>II
Andere wesentliche Krankheitszustände, die zum Tode beigetragen haben, ohne mit der Krankheit selbst oder mit dem die Krankheit verursachenden Zustand im Zusammenhang zu stehen.</td><td>…………………………………………………………………
…………………………………………………………………
…………………………………………………………………</td><td>…………………

…………………</td></tr>
<tr><td colspan="3">[a]Hierunter fällt nicht die Art des Todeseintritts, wie z. B. Herz-Kreislaufversagen, Atemstillstand usw. sondern die Krankheit, Verletzung oder Komplikation, welche den Tod herbeiführte</td></tr>
</table>

Todesursache		Ungefähre Zeitspanne zwischen Beginn der Krankheit und Tod
I Direkt zum Tode führende Krankheit (oder Zustand)[a] **Vorausgegangene Ursachen** Krankheitszustände, welche zu der oben angeführten Ursache geführt haben, mit der ursprünglichen Ursache an letzter Stelle	**a) Staphylococcus Pneumonie** bedingt durch (Folge von) **b) Lungenmetastasen beider Lungen** bedingt durch (Folge von) **c) Gering differenziertes Adenokarzinom** bedingt durch (Folge von) d) .... Grundleiden	**Tage** **Vermutlich Monate** **Monate bis Jahre** ....
II Andere wesentliche Krankheitszustände, die zum Tode beigetragen haben, ohne mit der Krankheit selbst oder mit dem die Krankheit verursachenden Zustand im Zusammenhang zu stehen.	....	....
[a]Hierunter fällt nicht die Art des Todeseintritts, wie z. B. Herz-Kreislaufversagen, Atemstillstand usw. sondern die Krankheit, Verletzung oder Komplikation, welche den Tod herbeiführte		

Todesursache		Ungefähre Zeitspanne zwischen Beginn der Krankheit und Tod
I Direkt zum Tode führende Krankheit (oder Zustand)[a]	**a) Alkoholentzugskrämpfe** bedingt durch (Folge von)	**Minuten**
Vorausgegangene Ursachen Krankheitszustände, welche zu der oben angeführten Ursache geführt haben, mit der ursprünglichen Ursache an letzter Stelle	**b) Chronischer Alkoholismus** bedingt durch (Folge von) c) .... bedingt durch (Folge von) d) .... Grundleiden	**Jahrzehnte** ....
II Andere wesentliche Krankheitszustände, die zum Tode beigetragen haben, ohne mit der Krankheit selbst oder mit dem die Krankheit verursachenden Zustand im Zusammenhang zu stehen.	....	....
[a]Hierunter fällt nicht die Art des Todeseintritts, wie z. B. Herz-Kreislaufversagen, Atemstillstand usw. sondern die Krankheit, Verletzung oder Komplikation, welche den Tod herbeiführte		

Todesursache		Ungefähre Zeitspanne zwischen Beginn der Krankheit und Tod
I Direkt zum Tode führende Krankheit (oder Zustand)[a] **Vorausgegangene Ursachen** Krankheitszustände, welche zu der oben angeführten Ursache geführt haben, mit der ursprünglichen Ursache an letzter Stelle	a) **Akute Rhythmusstörungen** bedingt durch (Folge von) b) **Long-QT-Syndrom** bedingt durch (Folge von) c) .... bedingt durch (Folge von) d) .... Grundleiden	**Minuten** **Jahre** ....
II Andere wesentliche Krankheitszustände, die zum Tode beigetragen haben, ohne mit der Krankheit selbst oder mit dem die Krankheit verursachenden Zustand im Zusammenhang zu stehen.	....	....
[a]Hierunter fällt nicht die Art des Todeseintritts, wie z. B. Herz-Kreislaufversagen, Atemstillstand usw. sondern die Krankheit, Verletzung oder Komplikation, welche den Tod herbeiführte		

<table>
<tr><th colspan="2">Todesursache</th><th>Ungefähre Zeitspanne zwischen Beginn der Krankheit und Tod</th></tr>
<tr><td>I
Direkt zum Tode führende Krankheit
(oder Zustand)[a]

Vorausgegangene Ursachen
Krankheitszustände, welche zu der oben angeführten Ursache geführt haben, mit der ursprünglichen Ursache an letzter Stelle</td><td>a) Infarkt des rechtsparietalen Cortex
bedingt durch (Folge von)

b) Embolie der rechten mittleren Hirnarterie
bedingt durch (Folge von)

c) Staphylokokken-Endokarditis der Trikuspidalklappe
bedingt durch (Folge von)

d) Chronisch-intravenöser Drogenabusus
Grundleiden</td><td>Stunden

Stunden

Wochen

Monate</td></tr>
<tr><td>II
Andere wesentliche Krankheitszustände, die zum Tode beigetragen haben, ohne mit der Krankheit selbst oder mit dem die Krankheit verursachenden Zustand im Zusammenhang zu stehen.</td><td>Vorhof-Septum-Defekt
....
....</td><td>......................
......................</td></tr>
<tr><td colspan="3">[a]Hierunter fällt nicht die Art des Todeseintritts, wie z. B. Herz-Kreislaufversagen, Atemstillstand usw. sondern die Krankheit, Verletzung oder Komplikation, welche den Tod herbeiführte</td></tr>
</table>

<table>
<tr><td colspan="2">Todesursache</td><td>Ungefähre Zeitspanne zwischen Beginn der Krankheit und Tod</td></tr>
<tr><td>I
Direkt zum Tode führende Krankheit
(oder Zustand)[a]

Vorausgegangene Ursachen

Krankheitszustände, welche zu der oben angeführten Ursache geführt haben, mit der ursprünglichen Ursache an letzter Stelle</td><td>a) Gram-negative Sepsis
bedingt durch (Folge von)

b) Obstruktion des Gallenganges
bedingt durch (Folge von)

c) Vermutlich Choledocholithiasis
bedingt durch (Folge von)

d) ....
Grundleiden</td><td>Stunden

Tage bis Wochen

Tage bis Wochen

.......................</td></tr>
<tr><td>II

Andere wesentliche Krankheitszustände, die zum Tode beigetragen haben, ohne mit der Krankheit selbst oder mit dem die Krankheit verursachenden Zustand im Zusammenhang zu stehen.</td><td>..
....
....</td><td>.......................

.......................</td></tr>
<tr><td colspan="3">[a]Hierunter fällt nicht die Art des Todeseintritts, wie z. B. Herz-Kreislaufversagen, Atemstillstand usw. sondern die Krankheit, Verletzung oder Komplikation, welche den Tod herbeiführte</td></tr>
</table>

Todesursache		Ungefähre Zeitspanne zwischen Beginn der Krankheit und Tod
I Direkt zum Tode führende Krankheit (oder Zustand)[a]	**a) Bakterielle Peritonitis** bedingt durch (Folge von)	**ungefähr 2 Tage**
Vorausgegangene Ursachen Krankheitszustände, welche zu der oben angeführten Ursache geführt haben, mit der ursprünglichen Ursache an letzter Stelle	**b) Rupturierte Divertikulitis** bedingt durch (Folge von)	**mehrere Tage**
	c) Divertikulose des Colon descendens bedingt durch (Folge von)	**ungefähr 10 Jahre**
	d) .... Grundleiden	....
II Andere wesentliche Krankheitszustände, die zum Tode beigetragen haben, ohne mit der Krankheit selbst oder mit dem die Krankheit verursachenden Zustand im Zusammenhang zu stehen.	....	....

[a]Hierunter fällt nicht die Art des Todeseintritts, wie z. B. Herz-Kreislaufversagen, Atemstillstand usw. sondern die Krankheit, Verletzung oder Komplikation, welche den Tod herbeiführte

<table>
<tr><td colspan="2">Todesursache</td><td>Ungefähre Zeitspanne zwischen Beginn der Krankheit und Tod</td></tr>
<tr><td>I
Direkt zum Tode führende Krankheit
(oder Zustand)[a]

Vorausgegangene Ursachen
Krankheitszustände, welche zu der oben angeführten Ursache geführt haben, mit der ursprünglichen Ursache an letzter Stelle</td><td>a) Aspirationspneumonie
bedingt durch (Folge von)

b) Morbus Alzheimer
....
Grundleiden</td><td>Wochen

Ungefähr 15 Jahre

....

......................</td></tr>
<tr><td>II
Andere wesentliche Krankheitszustände, die zum Tode beigetragen haben, ohne mit der Krankheit selbst oder mit dem die Krankheit verursachenden Zustand im Zusammenhang zu stehen.</td><td>...
....
....</td><td>......................

......................</td></tr>
<tr><td colspan="3">[a]Hierunter fällt nicht die Art des Todeseintritts, wie z. B. Herz-Kreislaufversagen, Atemstillstand usw. sondern die Krankheit, Verletzung oder Komplikation, welche den Tod herbeiführte</td></tr>
</table>

Todesursache		Ungefähre Zeitspanne zwischen Beginn der Krankheit und Tod
I Direkt zum Tode führende Krankheit (oder Zustand)[a] **Vorausgegangene Ursachen** Krankheitszustände, welche zu der oben angeführten Ursache geführt haben, mit der ursprünglichen Ursache an letzter Stelle	**a) Sepsis** bedingt durch (Folge von) **b) Infizierte Dekubitalulzera** bedingt durch (Folge von) **c) Morbus Alzheimer** .... Grundleiden	**3 Tage** **2 Wochen** **10 Jahre** ....
II Andere wesentliche Krankheitszustände, die zum Tode beigetragen haben, ohne mit der Krankheit selbst oder mit dem die Krankheit verursachenden Zustand im Zusammenhang zu stehen.	....	....
[a]Hierunter fällt nicht die Art des Todeseintritts, wie z. B. Herz-Kreislaufversagen, Atemstillstand usw. sondern die Krankheit, Verletzung oder Komplikation, welche den Tod herbeiführte		

<table>
<tr><th colspan="2">Todesursache</th><th>Ungefähre Zeitspanne zwischen Beginn der Krankheit und Tod</th></tr>
<tr><td>I
Direkt zum Tode führende Krankheit
(oder Zustand)[a]

Vorausgegangene Ursachen
Krankheitszustände, welche zu der oben angeführten Ursache geführt haben, mit der ursprünglichen Ursache an letzter Stelle</td><td>a) Klebsiellen-Pneumonie
bedingt durch (Folge von)

b) Multiinfarkt-Demenz
bedingt durch (Folge von)

c) Zerebrale Arteriosklerose
bedingt durch (Folge von)

d) ....
Grundleiden</td><td>1 Woche

10 Jahre

Unbekannt

.......................</td></tr>
<tr><td>II
Andere wesentliche Krankheitszustände, die zum Tode beigetragen haben, ohne mit der Krankheit selbst oder mit dem die Krankheit verursachenden Zustand im Zusammenhang zu stehen.</td><td>..
....
....</td><td>.......................

.......................</td></tr>
<tr><td colspan="3">[a]Hierunter fällt nicht die Art des Todeseintritts, wie z. B. Herz-Kreislaufversagen, Atemstillstand usw. sondern die Krankheit, Verletzung oder Komplikation, welche den Tod herbeiführte</td></tr>
</table>

Todesursache		Ungefähre Zeitspanne zwischen Beginn der Krankheit und Tod
I Direkt zum Tode führende Krankheit (oder Zustand)[a]	**a) Staphylokokken-Sepsis** bedingt durch (Folge von)	**3 Tage**
Vorausgegangene Ursachen	**b) Infizierte Dekubitalulzera** bedingt durch (Folge von)	**2 Wochen**
Krankheitszustände, welche zu der oben angeführten Ursache geführt haben, mit der ursprünglichen Ursache an letzter Stelle	**c) Multiinfarktdemenz** bedingt durch (Folge von)	**10 Jahre**
	d) .... Grundleiden	....
II Andere wesentliche Krankheitszustände, die zum Tode beigetragen haben, ohne mit der Krankheit selbst oder mit dem die Krankheit verursachenden Zustand im Zusammenhang zu stehen.	....	....
[a]Hierunter fällt nicht die Art des Todeseintritts, wie z. B. Herz-Kreislaufversagen, Atemstillstand usw. sondern die Krankheit, Verletzung oder Komplikation, welche den Tod herbeiführte		

<table>
<tr><th colspan="2">Todesursache</th><th>Ungefähre Zeitspanne zwischen Beginn der Krankheit und Tod</th></tr>
<tr><td>I
Direkt zum Tode führende Krankheit (oder Zustand)[a]

Vorausgegangene Ursachen
Krankheitszustände, welche zu der oben angeführten Ursache geführt haben, mit der ursprünglichen Ursache an letzter Stelle</td><td>a) Kongestives Herzversagen
bedingt durch (Folge von)

b) Chronisch-ischämische Herzerkrankung
bedingt durch (Folge von)

c) Koronarsklerose
bedingt durch (Folge von)

d) ....
Grundleiden</td><td>3 Tage

10 Jahre

15 Jahre

.......................</td></tr>
<tr><td>II
Andere wesentliche Krankheitszustände, die zum Tode beigetragen haben, ohne mit der Krankheit selbst oder mit dem die Krankheit verursachenden Zustand im Zusammenhang zu stehen.</td><td>Alzheimer-Demenz mit Aspirationspneumonie

....

....</td><td>.......................

.......................</td></tr>
<tr><td colspan="3">[a]Hierunter fällt nicht die Art des Todeseintritts, wie z. B. Herz-Kreislaufversagen, Atemstillstand usw. sondern die Krankheit, Verletzung oder Komplikation, welche den Tod herbeiführte</td></tr>
</table>

Todesursache		Ungefähre Zeitspanne zwischen Beginn der Krankheit und Tod
I Direkt zum Tode führende Krankheit (oder Zustand)[a]	a) **Pseudomonas-Sepsis** bedingt durch (Folge von)	**2 Tage**
Vorausgegangene Ursachen	b) **Pseudomonas-Pneumonie** bedingt durch (Folge von)	**5 Tage**
Krankheitszustände, welche zu der oben angeführten Ursache geführt haben, mit der ursprünglichen Ursache an letzter Stelle	c) **Infektion von Brandwunden** bedingt durch (Folge von)	**10 Tage**
	d) **Drittgradige Verbrennungen** Grundleiden	**14 Tage**
II Andere wesentliche Krankheitszustände, die zum Tode beigetragen haben, ohne mit der Krankheit selbst oder mit dem die Krankheit verursachenden Zustand im Zusammenhang zu stehen.	…………………… …………………… ……………………	……… ………

[a]Hierunter fällt nicht die Art des Todeseintritts, wie z. B. Herz-Kreislaufversagen, Atemstillstand usw. sondern die Krankheit, Verletzung oder Komplikation, welche den Tod herbeiführte

Anhang 2
Literatur

Ackerknecht EH (1967) Medicine at the Paris hospital 1794–1848. Johns Hopkins University Press, Baltimore

Ackerknecht EH (1950/1951) Early history of legal medicine. Legal medicine in transition (16th–18th centuries). Legal medicine becomes a modern Science (19th century). Ciba Symposia 7:1286–1304 (Reprinted in: (1977) Leg Law Med 1977:249–265

Althoff H (1974) Bei welchen Fragestellungen kann man aussagefähige pathomorphologische Befunde nach der Exhumierung erwarten? Z Rechtsmed 75:1–20

Anders S, Schwenn A, Püschel K (2007) Studentische Ausbildung im Fach Rechtsmedizin in Deutschland. Umsetzung der Approbationsordnung für Ärzte. Rechtsmed 17:153–158

Bartsch A, Fischer M (2020) Gebühren der Leichenschau. In: Madea B (Hrsg) Die Ärztliche Leichenschau. Rechtsgrundlagen – Praktische Durchführung – Problemlösungen, 4. Aufl. Springer, Berlin, S 161–163

Barthel T, Gaedke J (2018) Handbuch des Friedhofs- und Bestattungsrechts, 12. Aufl. Carl Heymanns Verlag, Köln

Basso C, Calabrese F, Corrado D, Thiene G (2001) Postmortem diagnosis in sudden cardiac death victims: macroscopic, microscopic and molecular findings. Cardiovasc Res 50:290–300

Battle RM, Pathak D, Humble CG, Key CR, Vanatta PR, Hill RB, Anderson RE (1987) Factors influencing discrepancies between premortem and postmortem diagnoses. J Am Med Assoc 258:339–344

Bauer TM, Potratz D, Göller T, Wagner A, Schäfer R (1991) Qualitätskontrolle durch Autopsie – Wie häufig korrigiert der Obduktionsbefund die klinische Diagnose? Dtsch Med Wochenschr 116:801 ff.

Becker V, Brandt G, Brunner P, Kaduck B, Rösch W, Stolte M, Thierauf P (1977) Todesursache als Summationsphänomen. Therapiewoche 27(48):8811–8822

B. Madea und K. Weckbecker, *Todesfeststellung und Leichenschau für Hausärzte*,
https://doi.org/10.1007/978-3-662-61111-1

Berg S (1984) Grundriss der Rechtsmedizin, 12. Aufl. Verlag Müller und Steinicke, München

Berg S (1992) Unerwartete Todesfälle in Klinik und Praxis. Springer, Berlin

Berg S, Ditt J (1984) Probleme der ärztlichen Leichenschau im Krankenhausbereich. Niedersächs Ärztebl 8:332–336

Berzlanovich A, Mißlewitz J, Sim E, Fazeny-Dörner B, Fasching P, Marosi C, Waldhoer T, Muhm M (2003) Unexpected out-of-hospital deaths in persons aged 85 years or older: an autopsy study of 1886 patients. Am J Med 114(5):365–369

Berzlanovic A, Keil W, Waldhoer T, Sim E, Fasching P, Fazeny-Dörner B (2005) Do centenarians die healthy? An autopsy study. J Gerontol 60:862–865

Bichat MFX (1800) Recherches physiologiques sur la vie et la mort (General Anatomy Applied to Physiology and Medicine). Brosson & Gabon et Cie, Paris

Bongartz Th (1995) Ihr Recht auf dem Friedhof. Aeternitas-AS, Königswinter

Bonte W (1989) Ärztliche Leichenschau. Der informierte Arzt. Gaz Med 1049–1052

Bonte W, Sprung R, Huckenbeck W (1986) Probleme bei der Beurteilung von Stromtodesfällen in der Badewanne. Z Rechtsmed 97:7–19

Brandt SA, Angstwurm H (2018) The relevance of irreversible loss of brain function as a reliable sign of death. Dtsch Arztebl Int 115:675–681

Brinkmann B (1997) Fehlleistungen bei der Leichenschau in der Bundesrepublik Deutschland. Ergebnisse einer multizentrischen Studie (I) und (II). Arch Kriminol 199:2–12, 65–74

Brinkmann B, Du Chesne A (1993) Die Misere der ärztlichen Leichenschau in der Bundesrepublik Deutschland. Med Welt 44:697–701

Brinkmann B, Karger B, Barz J, Kleiber M, Schröpfer D, Staak M (1998) Die Kremationsleichenschau – formaler Akt ohne Effizienz? Arch Kriminol 201:129–136

Brinkmann B, Du Chesne A, Vennemann B (2002) Aktuelle Daten zur Obduktionsfrequenz in Deutschland. Dtsch Med Wochenschr 127:791–795

Brinkmann B, Madea B (Hrsg) (2003) Handbuch Gerichtliche Medizin, Bd I. Springer, Berlin

Brooks E, Reed K (2015) Principles and pitfalls: Guide to death certification. Clin Med Res 13:74–82

Brugger C-M, Kühn H (1979) Sektion der menschlichen Leiche. Zur Entwicklung des Obduktionswesens aus medizinischer und rechtlicher Sicht. Enke, Stuttgart

Bundesärztekammer (2004) Reanimation – Richtlinien für die Wiederbelebung und Notfallversorgung, 3. Aufl. Deutscher Ärzteverlag, Köln

Bundesärztekammer (2005a) Stellungnahme zur Autopsie. Langfassung. https://www.bundesaerztekammer.de/fileadmin/user_upload/downloads/AutLang.pdf. Zugegriffen 11. Mai 2020

Bundesärztekammer (2005b) Vorstandsbeschluss vom 26.08.2005 auf Empfehlung des Wissenschaftlichen Beirates: Stellungnahme zur Autopsie. Dtsch Arztebl 102:A3537–A3545

Bundesärztekammer (2011) Reanimation – Empfehlungen für die Wiederbelebung, 5. Aufl. Deutscher Ärzteverlag, Köln

Bundesärztekammer (2015) Richtlinie gem. § 16 Abs 1 S 1 Nr 1 TPG für die Regeln zur Feststellung des Todes nach § 3 Abs 1 S 1. Nr 2 TPG und die Verfahrensregeln zur Feststellung des endgültigen, nicht behebbaren Ausfalls der Gesamtfunktion des Großhirns, des Kleinhirns und des Hirnstamms nach § 3 Abs 2 Nr 2 TPG, Vierte Fortschreibung. Dtsch Arztebl 2015; 112: A-1256. http://www.bundesaerztekammer.de/fileadmin/user_upload/downloads/irrev.Hirnfunktionsausfall.pdf. Zugegriffen 11. Mai 2020

Bundesärztekammer Mitteilungen (2019) 5. Verordnung zur Änderung der Gebührenordnung für Ärzte. Deutsches Ärztebl 116(46):A2155

Bundesinstitut für Risikobewertung (2015) Ärztliche Mitteilung bei Vergiftungen 2011 bis 2013, BfR-Pressestelle, Berlin. https://www.bfr.bund.de/de/vergiftungen-7467.html. Zugegriffen: 11. Mai 2020

Bundesverband Deutscher Pathologen e. V. & Deutsche Gesellschaft für Pathologie e. V. (Hrsg) (2008) Version 2.0 Handbuch Anleitungen. Anleitung zur Durchführung von Obduktionen in der Pathologie, Berlin. http://www.pathologie.de/?eID=downloadtool&uid=614. Zugegriffen: 11. Mai 2020

Burton JL, Rutty GN (2010) The hospital autopsy. A manual of fundamental autopsy practice. 3 Aufl. CRC Press, Taylor & Francis Group, Boca Raton

Buschmann C, Tsokos M (2009) Todesfeststellung und Leichenschau auf hoher See. Arch Kriminol 224:36–43

Christian W (1971) Statistische Aspekte der Todesbescheinigung. Dtsch Ärztebl 68:2949–2955

Dasch B, Blum K, Gude P, Bausewein C (2015) Sterbeorte: Veränderungen im Verlauf eines Jahrzehnts: Eine populationsbasierte Studie anhand von Totenscheinen der Jahre 2001 und 2011. Dtsch Ärztebl Int 112:496–504

Deakin CD, Nolan JP, Soar J et al (2010) European resuscitation council guidelines for resuscitation 2010 Section 4. Adult advanced life support. Resuscitation 81:1305–1352

Deinert H, Jegust W, Lichtner R, Bisping A (2014) Todesfall und Bestattungsrecht. Sammlung bundes- und landesrechtlicher Bestimmungen, 5. Aufl. FVB Fachverlag des deutschen Bestattungsgewerbes GmbH, Düsseldorf

Dirnhofer R (1986) Vergiftung und Totenbeschau. Ther Umsch 43:321–325

Dirnhofer R (2016) Postmortem imaging: a part of forensic medicine. In: Grabherr S, Grimm JM, Heinemann A (Hrsg) Atlas of Postmortem Angiography. Springer, Berlin, S 35–43

Dirnhofer R, Schick R (2010) Virtopsy. Obduktion neu in Bildern: gerichtsmedizinische Vorstellung und prozessrechtliche Diskussion einer neuen wissenschaftlichen Autopsiemethode. Schriftenreihe Recht der Medizin. Manz, Wien

Dirnhofer R, Schick J (2016) Bildgebung in der Rechtsmedizin. Der gläserne Körper als Beweismittel. NWV Verlag GmbH, Wien

Disse M, Geissler D (1984) Zur Problematik des Kausalzusammenhanges bei Tod nach Schenkelhalsfraktur. Krim Forens Wiss 55(56):181–183

Doberentz E (2009) Analyse nichtnatürlicher Todesfälle aus dem Sektionsgut des Leipziger Institutes für Rechtsmedizin der Jahre 1985–1994 und 2000–2004. Med Diss, Leipzig

Doberentz E, Musshoff F, Madea B (2009) Serientötungen in einem Alten- und Pflegeheim. Arch Kriminol 223(1/2):24–35

Doberentz E, Unkrig S, Madea B (2008) Ersticken nach misslungener Anlage eines zentralen Venenkatheters. Rechtsmedizin 18:445–450

Doberentz E, Hagemeier L, Veit C, Madea B (2011) Unattended fatal haemorrhage due to spontaneous peripheral varicose vein rupture – two case reports. For Sci Int 206:e12–e16

Doberentz E, Madea B, Böhm U, Lessig R (2010) Zur Reliabilität von Leichenschaudiagnosen bei nicht natürlichen Todesfällen vor und nach der Wiedervereinigung Deutschlands. Arch Kriminol 225(1/2):1–17

Duttge G (2017) Der Verstorbene im Selbstverständnis der modernen Gesellschaft: Thematische Facetten zur Einführung. In: Duttge G, Viebahn C (2017) Würde und Selbstbestimmung über den Tod hinaus. Göttinger Schriften zum Medizinrecht, Bd 22, Universitätsverlag, Göttingen, S 5–11

Eckert O (2017) Verbesserte Qualität der nationalen und internationalen Todesursachenstatistik durch den Kodierkern MUSE. WISTA 4(2017):118–130

Eckert O, Vogel U (2018) Todesursachenstatistik und ICD, quo vadis? Bundesgesundheitsbl 61:796–805

Eckstein P, Schyma C, Madea B (2010) Rechtsmedizinische Erfahrungen bei der Krematoriumsleichenschau – eine retrospektive Analyse der Jahre 1998–2008. Arch Kriminol 225(5/6):145–158

Ellinger K, Osswald PM, Stange K (Hrsg) (1998) Fachkundenachweis Rettungsdienst. Begleitbuch zum bundeseinheitlichen Kursus, 2. Aufl. Springer, Berlin

Eriksson A, Gustafsson T, Höistad M et al (2017) Diagnostic accuracy of postmortem imaging versus autopsy – a systematic review. Eur J Radiol 89:249–69

Erlmeier F, Weichert W, Knüchel R, Andruszkow J (2017) Erwachsenenobduktionen im letzten Jahrzehnt in Deutschland. Daten zweier Universitätskliniken. Pathologe 38:430–437

Feyrter F (1946) Über den ärztlichen Begriff der Todesursache (mit besonderer Berücksichtigung der Todesursache im Sektionsprotokoll des pathologischen Anatomen). Wiener Zeitschrift Innere Medizin und Grenzgebiete 27:438–456

Finkbeiner W, Ursell P, Davis R (2004) Autopsy pathology. A manual and Atlas. Churchill Livingstone, Philadelphia

Fischer R (1996) Die Bedeutung der Obduktion für den Fortschritt in der Medizin. In: Madea B, Schwonzen M, Winter UJ, Radermacher D (Hrsg) Innere Medizin und Recht. Konfrontation – Kommunikation – Kooperation. Blackwell, Berlin, S 311–315

Fischer Homberger E (1983) Medizin vor Gericht Zur Sozialgeschichte der Gerichtsmedizin. Huber, Bern

Foucault M (1994) The birth of the clinic. An archaeology of medical perception. Vintage, London

Friemann J (2010) Clinical autopsies. Practical approach, legal foundations and ethical considerations. Pathologe 31(4):256–267

Friemann J (2010) Klinische Obduktionen. Praktisches Vorgehen, rechtliche Grundlagen und ethische Überlegungen. Pathologe 31:256–267

Friemann J et al (2017) S1-Leitlinie zur Durchführung von Obduktionen in der Pathologie 2017. www.pathologie.de/fachinfos/nachschlagewerke-handbuchreihe/handbuch-leitlinien-pathologie/zuletzt. Zugegriffen: 11. Mai 2020

Friemann J (2017) Klinische Obduktion. Einführung zum Thema. Pathologe 38:355–357

Gaedke J (2019) Handbuch des Friedhofs- und Bestattungsrechts, 12. Aufl. Heymann Verlag, Köln

Geberth VJ (2015) Practical homicide investigation: tactics, procedures, and forensic techniques. In: Geberth VJ (Hrsg) CRC series in practical aspects of criminal and forensic investigations, 5. Aufl. CRC Press Taylor & Francis Group, Boca Raton

Geerds F (1997) Über rechtliche und tatsächliche Probleme von Leichenschau und Leichenöffnung (§ 87 StPO) (I und II). Arch Kriminol 199(42–52):75–87

Geertinger P, Voigt J (1970) Death in the bath. J Foren Med 17(4):136–147

Gleich S, Schweitzer S, Kraus S, Graw M (2015) Ärztliche Leichenschau. Qualität ausgestellter Todesbescheinigungen aus Sicht eines Großstadtgesundheitsamts. Rechtsmed 25:523–530

Gleich S, Schweitzer S, Viehöver S (2016) Gravierende Fehler bei der Leichenschau. Fallbeispiele aus der Praxis. MMW Fortschritte der Medizin 11(158):49–54

Gleich S, Viehöver S, Stäbler P, Graw M, Kraus S (2017) Falsch bescheinigter natürlicher Tod nach ärztlicher Leichenschau. Ein immer aktuelles Thema. Rechtsmed 27:2–7

Gleich S, Viehöver S, Graw W (2017) Die Leichenschau. Medizinische Erfordernisse und rechtliche Pflichten. Gynäkologe 50:554–558

Gleich S, Viehöver S, Peschel O, Graw M (2018) Woher stammen die Informationen zum Verstorbenen bei der ärztlichen Leichenschau in München? Auswirkungen von Rahmenbedingungen. Rechtsmed 28:10–18

Goldman L (1984) Diagnostic advances vs. the value of the autopsy 1912–1980. Arch Pathol Lab Med 108(6):501–505

Goldman L, Sayson R, Robbins S, Cohn LH, Bettmann M, Weisberg GM (1983) The value of the autopsy in three medical eras. N Engl J Med 308:1000

Gottwald U (2012) Rechtsprobleme um die Feuerbestattung. NJW 31:2231–2234

Grabherr S, Baumann P, Fahrni S, Mangin P, Grimm J (2015) Virtuelle vs. reale forensische bildgebende Verfahren. Einsatzgebiete. Vorteile und Limits. Rechtsmedizin 25:493–509

Grabherr S, Grimm JM, Heinemann A (Hrsg) (2016) Atlas of postmortem angiography. Springer, Berlin

Gradistanac T, Wittekind C (2011) Obduktion als Instrument der Qualitätssicherung – Leipzig. Pathologe 32:287–291

Grassow-Narlik M, Wessolly M, Friedmann J (2017) Obduktionszahlen in Deutschland. Pathologe 38:422–429

Grassow-Narlik M, Friedmann J (2017) Umfrage Obduktion 2015/2016 – erste Ergebnisse. Patho 3:4–11

Gross R, Fischer R (1980) Fehldiagnosen: Bedeutung, Umfang, Ursachen. Diagnostik 13:117–121

Gross R (1983) Fehldiagnosen: Neue Technologien – Klassische Autopsien. Dtsch Ärztebl 80:36–37

Gross R, Löffler M (1998) Prinzipien der Medizin: Eine Übersicht ihrer Grundlagen und Methoden. Springer, Berlin

Gross D (2002) Die Entwicklung der inneren und äußeren Leichenschau in historischer und ethischer Sicht. Könighausen & Neumann, Würzburg

Groß D, Esser A, Knobloch H, Tag B (2007) Tod und toter Körper. Der Umgang mit dem Tod und der menschlichen Leiche am Beispiel der klinischen Obduktion. Kassel University Press, Kassel

Hammer U, Büttner A (2014) Leichenschau. Differenzialdiagnostik häufiger Befunde. Schattauer, Stuttgart

Hamperl H (1956) Leichenöffnung. Befund und Diagnose. Eine Einführung in den Pathologisch-Anatomischen Seziersaal und Demonstrationskurs. Springer, Berlin, Heidelberg

Hamperl H (1972) Werdegang und Lebensweg eines Pathologen. Schattauer Verlag, Stuttgart

Hanzlick R (2006) (Hrsg) Cause of death and death certificate. Important information for physicians, coroners, medical examiners and the public. College of American Pathologists, Northfield, IL

Harteloh P, de Bruin K, Kardaun J (2010) The reliability of cause-of-death coding in The Netherlands. Eur J Epidemiol, 25(8):531–538

Heron M, Tejada-Vera B (2009) Deaths: leading causes for 2005. Natl Vital Stat Rep 58(8):1–97

Henßge C, Madea B (1988) Methoden zur Bestimmung der Todeszeit an Leichen. Schmidt-Römhild, Lübeck

Henßge C, Madea B, Gallenkemper E (1985) Todeszeitbestimmung – Integration verschiedener Teilmethoden. Z Rechtsmed 95:185–196

Henßge C, Knight B, Krompecher T, Madea B, Nokes L (2002) The estimation of the time since death in the early postmortem period, 2. Aufl. Arnold, London

Hof ML (2001) Die neue Ärztliche Leichenschau in Bayern. Bayerisches Ärzteblatt, Bd 6, S 273–277 und Bd 7, S 327–330

Horowitz RE, Naritoku WY (2007) The autopsy as a performance measure and teaching tool. Hum Pathol 38:688–695

Jahn I, Jöckel K-H, Bocter N, Müller W (1995) Studie zur Verbesserung der Validität und Reliabilität der amtlichen Todesursachenstatistik. Schriftenreihe des BMG, Bd 52. Nomos, Baden Baden

Jütte R, Dietel M, Rothschild M (2016) Lässt sich der Trend sinkender Sektionszahlen umkehren? Dtsch Ärztebl 113(46):A2094–A2100

Karch SB (1987) Resuscitation-induced myocardial necrosis – Catecholamines and defibrillation. Am J Forensic Med Pathol 8:3–8

Kirch W (1996) Fehldiagnosen und Diagnosefehler in der Inneren Medizin. In: Madea B, Schwonzen M, Winter UJ, Radermacher D (Hrsg) Innere Medizin und Recht. Konfrontation – Kommunikation – Kooperation. Blackwell, Berlin, S 65–71

Kirch W, Schafii C (1994) Reflections on misdiagnoses. J Intern Med 235:399–404

Kirch W, Schafii C (1996) Misdiagnosis at a University hospital in 4 medical eras: report on 400 cases. Medicine (Baltimore) 75:29–40

Knight B (1992) Legal aspects of medical practice, 5. Aufl. Churchill Livingstone, Edinburgh

Knight B (1996) Forensic pathology, 2. Aufl. Arnold, London

Koch T (Hrsg) (1996) Lebendig begraben. Weltbild, Augsburg

Kohn LT, Corrigan JM, Donaldson MS (2000) To err is human. Building a safer health system. National Academic Press, Washington DC

Kouwenhoven WB, Jude JR, Knickerbocker GG (1960) Closed chest cardiac massage. JAMA 173:1064–1067

Krause D, Schneider V, Blaha R (Hrsg) (2006) Leichenschau am Fundort. Ein rechtsmedizinischer Leitfaden, Krone Voltmedia, Paderborn

Lange J (2016) Vita Dubia. Friedhof und Denkmal. Zeitschrift für Sepulkralkultur Bd 61. Jahrgang 3/4 H20682,3

Lanzerath M, Musshoff F, Madea B (2009) Panoramawandel mutmaßlicher Giftmorde in den letzten 60 Jahren im Sektionsgut des Institutes für Rechtsmedizin der Universität Bonn. Arch Kriminol 223(5/6):171–184

Leis J (1982) Die Todesursache unter individual-pathologischen Gesichtspunkten. DMW 107:1069–1072

Leopold D, Hunger H (1987) Die ärztliche Leichenschau. Praktische Hinweise und Analysen. Barth, Leipzig

Lignitz E (1999) Ärztliche Behandlungsfehler durch Unkenntnis der Anatomie. Ann Anat 181:317–323

Lignitz E, Mattig W (1981) Die Leichenschau – eine ärztliche Untersuchung. Kriminal Forens Wiss 44:69–72

Lignitz E, Mattig W (1989) Der iatrogene Schaden. Akademie, Berlin

Lignitz E, Madea B, Preuß-Wössner J (2015) Komplikationen durch anatomische Unkenntnis. Rechtsmed 25:185–193

Lippert HD (1987) Die Mitwirkungspflicht von Ärzten bei der Schadensaufklärung nach Fehlbehandlungen im Krankenhaus. MedR 5:176–178

Lundberg GD (1998) Low-tech autopsies in the era of high-tech medicine. Continued value for quality assurance and patient safety. JAMA 208:1273–1274

Madea B, Henßge C, Oehmichen M (1987) Zur Todeszeitbestimmung im Rahmen der ärztlichen Leichenschau. Med Sachverständige 83:70–73

Madea B (1995a) Durchführung der Leichenschau. Fortschr Med 113(13):193–196, 231–234

Madea B (1995b) Aufgaben und Bedeutung der Leichenschau. Feststellung des Todes. Teil I: Fortschr Med 113(13):189–192; Teil II: Fortschr Med 113(15):227–229; Teil III: Fortschr Med 113(16):247–249; Teil IV: Fortschr Med 113(17):265–266

Madea B, Schmidt P (1995) Mitwirkung vorbestehender Erkrankungen bei Unfalltod. Z Ges VersWiss 4:491–527

Madea B, Schmidt P (1996) Ärztliche Ursachen des Behandlungsfehlers in der Inneren Medizin aus der Sicht des Rechtsmediziners. In: Madea B, Schwonzen M, Winter UJ, Radermacher D (Hrsg) Innere Medizin und Recht. Konfrontation – Kommunikation – Kooperation. Blackwell, Berlin, S 72–81

Madea B, Winter UJ, Schwonzen M, Radermacher D (Hrsg) (1996) Innere Medizin und Recht. Konfrontation – Kommunikation – Kooperation. Blackwell, Berlin

Madea B, Dettmeyer R (1998) Patient tot – Hausarzt in Not. Verhalten bei fraglich iatrogenen Todesfällen in der Praxis – Kasuistiken – Staatsanwaltschaftliche Ermittlung. Der Allgemeinarzt 7:624–630

Madea B, Musshoff F (1999) Homicidal poisoning with halothane. Int J Legal Med 113:47–49

Madea B, Dettmeyer R (2003) Ärztliche Leichenschau und Todesbescheinigung. Dtsch Ärztebl 100(48):A3161–A3179

Madea B, Brinkmann B (Hrsg) (2003) Handbuch Gerichtliche Medizin, Bd. 2, Springer, Berlin

Madea B, Dettmeyer R (2004) Rechtliche Grundlagen der Leichenschau. Fortschritt und Fortbildung in der Medizin, Bd 28. Deutscher Ärzteverlag, Köln, S 79–89

Madea B, Püschel K, Lignitz E, Dettmeyer R (2005) Verwaltungssektionen – Inhalt, Zweck, Notwendigkeit, Gesetzliche Regelungen. Dtsch Ärztebl

Madea B (2005a) Is there recent progress in the estimation of the postmortem interval by means of thanatochemistry? For Sci Int 151:139–149

Madea B (2005b) Death as a result of starvation – diagnostic criteria. In: Tsokos M (Hrsg) Forensic pathology reviews, Bd 2. Humana Press Totowa, Totowa, S 1–23

Madea B, Vennedey C, Dettmeyer R, Preuß J (2006) Ausgang strafrechtlicher Ermittlungsverfahren gegen Ärzte wegen Verdachts eines Behandlungsfehlers. DMW 131(38):2073–2078

Madea B, Dettmeyer R (2006) Zwang zur Selbstbezichtigung einer Ordnungswidrigkeit bei ordnungsgemäßem Ausfüllen der Todesbescheinigung in NRW? Rechtsmedizin 16(1):4–8

Madea B, Püschel K, Lignitz E, Dettmeyer R (2006) Verwaltungssektionen – Inhalt, Zweck, Notwendigkeit, Gesetzliche Regelungen. Dtsch Ärztebl 103:A914–A918

Madea B, Wiehe Dammeyer, de Gómez Dettmeyer R (2007) Zur Reliabilität von Leichenschaudiagnosen bei fraglichen iatrogenen Todesfällen. Kriminalistik 12:767–773

Madea B (2007) Todeszeitbestimmung. In: Saternus KS, Madea B (Hrsg) Gerichtliche Obduktionen – Umgang mit dem toten Menschen und Obduktionstechnik. Schmidt-Römhild, Lübeck, S 84–90

Madea B (2008) Autoptisch bestätigte Behandlungsfehler. Z Evid Fortbild Qual Gesundh wesen (ZEFQ) 102:535–541

Madea B, Dettmeyer R, Musshoff F (2008) Fall downstairs: accident, homicide or natural death? For Sci Med Pathol 4:122–128

Madea B (2009a) Strukturelle Probleme bei der Leichenschau. Rechtsmedizin 19:399–406

Madea B (2009b) Medico-legal autopsies as a source of information to improve patient safety. Leg Med 11:S76–S79

Madea B (2009c) Strukturelle Probleme bei der Leichenschau. Rechtsmedizin 19:399–406

Madea B, Musshoff F, Preuss J (2009) Medical negligence in drug associated deaths. For Sci Int 190:67–73

Madea B, Preuß J (2009) Medical malpractice as reflected by the forensic evaluation of 4450 autopsies. For Sci Int 190:58–66

Madea B, Saukko P, Oliva A, Musshoff F (2010) Molecular pathology in forensic medicine. For Sci Int 203:3–14

Madea B, Rothschild M (2010) Ärztliche Leichenschau. Feststellung der Todesursache und Qualifikation der Todesart. Dtsch Ärztebl Int 107:575–588

Madea B, Rothschild M (2010) Ärztliche Leichenschau – Geplante Neuregelung löst die eigentlichen Probleme nicht. Dtsch Ärztebl 107(33):A1564–A1566

Madea B, Rothschild M (2010) The post mortem external examination: determination of the cause and manner of death. Dtsch Ärztebl 107(33):575–588

Madea B (2010) Von den Maden zum Mörder. Die vielfältigen Ermittlungsmethoden der Rechtsmedizin. Militzke Verlag, Leipzig

Madea B, Bajanowski T, Peschel O, Ritz-Timme S, Rothschild MA, Stiller D, Grass H (2011) Kontinuierliche ärztliche Fortbildung zum Thema Leichenschau. Rechtsmedizin 21:51–54

Madea B, Musshoff F, Tag B (2011) Kurzlehrbuch Rechtsmedizin. Huber, Bern

Madea B (2012) Histology in forensic practice. For Sci Med Pathol 8:64–65

Madea B (2014) Handbook of forensic medicine. Wiley, Chichester

Madea B (2014) History of forensic medicine. In: Madea B (Hrsg) Handbook of forensic medicine. Wiley, Chichester, S 3–14

Madea B, Doberentz E (2015) Häufigkeit letaler Behandlungsfehler in deutschen Kliniken. Rechtsmedizin 25:179–184

Madea B (Hrsg) (2015) Rechtsmedizin. Befunderhebung, Rekonstruktion, Begutachtung, 3. Aufl. Springer, Berlin

Madea B (2015) Behandlungsfehler und Medizinschadensfälle. Seit jeher ein Thema der Rechtsmedizin. Rechtsmedizin 25:177–178.

Madea B (Hrsg) (2016) Estimation of the time since death, 3. Aufl. CRC Press Taylor & Francis Group, Boca Raton

Madea B (2017a) Aktuelle Fragen der Leichenöffnung aus Sicht der Rechtsmedizin. In: Duttge G, Viebahn C (Hrsg) Würde und Selbstbestimmung über den Tod hinaus. Göttinger Schriften zum Medizinrecht, Bd 22. Universitätsverlag, Göttingen, S 89–114

Madea B (2020) Radiology in forensic medicine. Strength and limits of conventional forensic medicine. In: Lo Re G, Argo A, Midiri M, Cattaneo C (Hrsg) Radiology in forensic medicine. From identification to postmortem imaging, 3–14. Springer Nature, Switzerland

Madea B (Hrsg) (2017) History of forensic medicine. Lehmanns Media, Berlin

Madea B (2017) History of forensic medicine – a brief introduction. In: Madea B (Hrsg) History of forensic medicine. Lehmanns Media, Berlin, S 13–37

Madea B (2017) History of the autopsy. In: Madea B (Hrsg) History of forensic medicine. Lehmanns Media, Berlin, S 38–61

Madea B, Luhmer A (2017) (Hrsg) Schnittstelle Rechtsmedizin Polizei – Rettungsdienst, 1. Aufl. LUHRI Verlag, Bonn

Madea B, Doberentz E, Radbruch L (2019) Leichenschau bei unerwarteten Todesfällen im Krankenhaus. Kriminalistik 10:570–578

Madea B (2020) (Hrsg) Die Ärztliche Leichenschau. Rechtsgrundlagen – Praktische Durchführung – Problemlösungen, 4. Aufl. Springer, Berlin

Madea B, Doberentz E (2020) Leichenschau für Hausärzte, Teil 1, CME Premium Fortbildung für die Medizinische Praxis, Springer, Berlin Bd 16(1–2), S 9–13

Madea B, Doberentz E (2020) Leichenschau für Hausärzte, Teil 2, CME Premium Fortbildung für die Medizinische Praxis, Springer, Berlin Bd 16(3), S 9–23

Madea B, Doberentz E, Kristiansen G (2020) Rückläufige Obduktionszahlen in Deutschland: Konsequenzen für medizinische Versorgung, Wissenschaft und Rechtspflege, 4–17. Der Notfallsanitäter Lehrbrief, LUHRI Verlag, Bonn

Maisch K (1997) Patiententötungen. Kindler, München

Marshall HS, Milikowski C (2017) Comparison of clinical diagnoses and autopsy findings: a six-year-retrospective study. Arch Pathol Lab Med 141:1262–1266

Mattern R (1991) Notarzt und Leichenschau. In: Ellinger K, Frobenius H, Osswald PM (Hrsg) Fachkundenachweis Rettungsdienst. Springer, Berlin S 48–59

Mattern R, Miltner E (1998) Medikolegale Aspekte im Rettungsdienst. In: Elliger K, Osswald PM, Stange K (Hrsg) Fachkundenachweis Rettungsdienst, 2. Aufl. Springer, Berlin, S 37–50

Mattig W (1983) Komplikationsdichte ärztlicher Eingriffe, 2. Aufl. Fischer, Stuttgart

Mattig W (2009) Leichenschauqualität in Abhängigkeit vom Rechtssystem. Wege zur Qualitätsverbesserung. Frühjahrstagung der Deutschen Gesellschaft für Rechtsmedizin, Düsseldorf, 15–16. Mai 2009

Merz M, Birngruber CG, Heidorn F, Ramsthaler F, Riße M, Kreutz K, Krähahn J, Verhoff MA (2011) Die Kriterien einer „Wohnungsleiche" – Literaturstudie zur Definition eines Fachbegriffs. Arch Kriminol 228:191–202

Merz M, Heidorn F, Birngruber CG, Ramsthaler F, Riße M, Kreutz K, Krähahn J, Verhoff MA (2012) Definition einer „Wohnungsleiche" – eine retrospektive Studie anhand von 211 Leichen. Arch Kriminol 230:115–127

Metter D (1978) Ärztliche Leichenschau und Dunkelziffer bei unnatürlichen Todesfällen. Kriminalistik 32:155–157

Moch H, Wegmann W, Mihatsch MJ (1999) Autopsie und moderne Medizin. Praxis 88:861–867

Moch H (2011) Documentation of the diagnostic quality of hospitals: evaluation of autopsy reports. Pathologe Suppl 2:282–286

Moch H (2013) Autopsie und moderne Medizin. In: Tag B, Mausbach J, Moch H (Hrsg) Autopsie und Religion. Die Sektion aus medizinischer, ethischer und religiöser Sicht, VDG, Weimar, S 22–32

Modelmog D, Goertchen R (1992) Der Stellenwert von Obduktionsergebnissen. Dtsch Ärztebl 89(42):A3434

Modelmog D (1993) Todesursachen sowie Häufigkeit pathologisch-anatomischer Befundkomplexe und Diagnosen einer mittelgroßen Stadt bei fast 100-prozentiger Obduktionsquote. Dtsch Hochschulschriften, Bd. 491. Hänsel-Hohenhausen, Egelsbach

Montgomery FU, Scriba PC (2018) Zur Bedeutung des irreversiblen Hirnfunktionsausfalls als sicheres Todeszeichen. Deutsches Ärzteblatt 115(41):A1836

Moritz AR (1981) Classical mistakes in forensic pathology. Am J Forensic Med 2:299–308

Myers K, Farquhar DRE (1998) Improving the accuracy of death certification. CMAJ 158:1317–23

Naeve W (1978) Gerichtliche Medizin für Polizeibeamte. Kriminalistik, Heidelberg

Naeve W (1980) Über ärztliche Bemühungen um die gesetzliche Einführung von Verwaltungssektionen in Deutschland. Öff Gesundh-Wes 42:191–199

National Research Council (2009) Strengthening forensic sciences in the United States. A path forward. National Academies Press, Washington DC

NN (1880) Einführung der obligatorischen Leichenschau im Deutschen Reiche. Petition des Verein deutscher Lebensversicherungs-Gesellschaften an seine Durchlaucht den Reichskanzler Fürst von Bismarck. Ernst Sigfried Mittler & Sohn, Berlin

Nestler K, Gradistanac T, Wittekind C (2008) Evaluation des klinischen Nutzens der Obduktion. Eine Untersuchung am Institut für Pathologie des Universitätsklinikums Leipzig. Pathologe 29:449–454

Neurath U (2016) Vita Dubia. Über die Ungewissheit des Todes und die Angst, lebendig begraben zu werden. Friedhof und Denkmal 3/4-2016, Zeitschrift für Sepulkralkultur, Kassel

Oehmichen M (1996) Lebensverkürzung, Tötung und Serientötung – eine interdisziplinäre Analyse der »Euthanasie«. Rechtsmedizinische Forschungsergebnisse, Bd 15. Schmidt-Römhild, Lübeck

Oehmichen M, Madea B (1987) Der akute natürliche Tod in der Öffentlichkeit einer Großstadt. Verkehrsmed 39(2):55–58

Orth J (1908) Was ist Todesursache? Berl Klin Wochenschr 45:485–490

Orth J (1905) Erläuterung zu den Vorschriften für das Verfahren der Gerichtsärzte bei den gerichtlichen Untersuchungen menschlicher Leichen. Berlin August Hirschwald Berlin 1906

Padosch SA, Schmidt P, Kröner L, Madea B (2005) Death due to positional asphyxia under severe alcoholisation: pathopyhsiologic and forensic considerations. For Sci Int 149(2005):67–73

Patscheider H, Hartmann H (Hrsg) (1993) Leitfaden der Rechtsmedizin, 3. Aufl. Huber, Bern

Pollak S (2004) Leichenschau und Sektionswesen in Österreich. In: Brinkmann B, Madea B (Hrsg) Handbuch Gerichtliche Medizin, Bd 1. Springer, Berlin S 37–40

Preuß J, Dettmeyer R, Strehler M, Madea B (2006) Unerkannte akut-letale Infektionen. Ursachen plötzlicher Todesfälle im Erwachsenenalter. Rechtsmedizin 16:165–171

Pribilla O (1988) Arzt und Behandlungsfehlervorwurf. Beitr Gerichtl Med 46:27–36

Püschel K (1980) Fehler und Probleme bei der ärztlichen Leichenschau und bei der Ausstellung der Todesbescheinigung. Mat Med Nordm 32:30–38

Püschel K, Tsokos M (2000) Krematoriumsleichenschau. Research in Legal Medicine, Bd 22. Schmidt-Römhild, Lübeck

Putschbach T (2014) Fehlerhafte Leichenschau. Das sind die rechtlichen Konsequenzen. MMW Fortschr Med 156:44–47

Rautenberg E (1919) Ein bemerkenswerter Fall von Scheintod. Dtsch Med Wochenschr 45:750–751

Reimer T (1995) Zur Zuverlässigkeit der Diagnostik des nicht-natürlichen Todes – Vergleichende Analyse der Todesursachen unter besonderer Berücksichtigung der äußeren und inneren Leichenschau. Med Diss, Rostock

Reinhardt K, Stolaczyk M (2019) Gebührenordnung für Ärzte. Vergütung der ärztlichenLeichenschau neu geregelt. Deutsches Ärztebl 116(46):A2124–2125

Richter M (1905) Gerichtsärztliche Diagnostik und Technik. Hirzel, Leipzig

Roberts IS, Benamore RE, Benbow EW, Lee SH, Harris JN, Jackson A, Mallett S, Patankar T, Peebles C, Roobottom C, Traill ZC (2012) Post-mortem imaging as an alternative to autopsy in the diagnosis of adult deaths: a validation study. Lancet 379:136–142

Rössle R (1947) Sektionstechnik, 6. Aufl. Springer, Berlin

Saternus KS, Madea B (2007) Gerichtliche Obduktion. Umgang mit dem toten Menschen und Obduktionstechnik. Research in Legal Medicine, Bd 36. Schmidt-Römhild, Lübeck

Saternus KS, Staak M (1984) Plötzlicher Todesfall in der ärztlichen Praxis. Qualitätssicherung und -kontrolle als Aufgabe der Rechtsmedizin. Dtsch Med Wochenschr 109:893–898

Saukko P, Knight B (2016) Knight's Forensic Pathology, 4. Aufl. CRC Press Taylor & Francis Group, Boca Raton

Schelhase T, Rübenach P (2006) „Die Todesursachenstatistik – Methodik und Ergebnisse 2004". Wirtschaft und Statistik 6:614–629

Schelhase T, Weber S (2007) Die Todesursachenstatistik in Deutschland. Probleme und Perspektiven. Bundesgesundheitsblatt Gesundheitsforschung Gesundheitsschutz 50:969–76

Schelhase T, Weber S (2008) Todesursachenverschlüsselung auf dem Totenschein. Fortbildung für den Öffentlichen Gesundheitsdienst 2. Apr 2008, Berlin. http://www.bfr.bund.de/cm/232/todesursachenverschluesselung_auf_dem_totenschein_schelhase.pdf. Zugegriffen: 11. Mai 2020

Schelling P (2020) Risiken beim Ausfüllen der Todesbescheinigung. Deutsches Ärztebl 117(1–2):A38–39

Schmidt P, Madea B (1995) Homicide in the bathtub. Forensic Sci Int 72:135–146

Schneider V (1987) Die Leichenschau. Fischer, Stuttgart

Schoenmakers J (1950) Grenzbelastung und überraschender Tod. Med Klin 45:790–795

Schott H (2017) Der menschliche Leichnam im Wandel der Zeit: Was bedeutet „Pietät" und „würdevoller" Umgang aus Sicht der Medizingeschichte. In: Duttge G, Viebahn C (Hrsg) Würde und Selbstbestimmung über den Tod hinaus. Göttinger Schriften zum Medizinrecht, Bd 22, Universitätsverlag, Göttingen, S 15–22

Schwarz F (1963) Grundsätzliches zum außergewöhnlichen Todesfall. Beitr Gerichtl Med 22:298–306

Shojania K, Burton E, McDonald K et al (2002a) The autopsy as an outcome and performance measure. Evidence report/technology assessment number 58 (prepared by the University of California at San Francisco – Standford, Evidence-based practice centre under contract no. 290-97-0013) AHRQ Publication for health care research and quality, Oct 2002

Shojania K, Burton E, McDonald K et al (2002b). Autopsy as an outcome and performance measure. Summary, evidence report/technology assessment: Number 58. AHRQ Publication No. 03-E001, Oct 2002. Agency for Healthcare Research and Quality, Rockville, MD. http://www.ahrq.gov/clinic/epcsums/autopsum.htm. Zugegriffen: 11. Mai 2020

Shojania KG, Burton EC, McDonald KM, Goldman L (2003) Changes in rates of autopsy. Detected diagnostic errors over time. A Syst Rev JAMA 289:2849–56

Shojania KG, Burton EC, McDonald KM, Goldman L (2005) Overestimation of clinical diagnostic performance caused by low necropsy rates. Qual Saf Health Care 14:408–413

Shojania KG, Burton EC (2008) The vanishing nonforensic autopsy. N Engl J Med 358:873–875

Statistisches Bundesamt. Empfehlungen zur Angabe der Todesursache. https://www.dimdi.de/static/.downloads/deutsch/totenscheinanleitung.pdf. Zugegriffen: 11. Mai 2020

Taupitz J (1989) Die zivilrechtliche Pflicht zur unaufgeforderten Offenbarung. Mohr, Tübingen

Taupitz J (1992) Aufklärung über Behandlungsfehler. NJW 1:713–719

Teige K, Gerlach D (1975) »Scheintod« oder nur auf dem Schein tot? Med Welt 26:167–169

Thieke Ch (1986) Sterbenstypen unter Berücksichtigung von Grundleiden und deren Todesursachen – eine thanatogenetische Studie am Obduktionsgut. Med Diss, Rostock

Thieke Ch, Nizze H (1988) Sterbenstypen: Thanatologische Brücke zwischen Grundleiden und Todesursache. Pathologe 9:240–244

Thomsen H, Schewe G (1994) Ärztliche Leichenschau. Probleme im ärztlichen Bereich, bei Ermittlungsbehörden und bei landesrechtlichen Regelungen. Arch Kriminol 193:79–89

Timmermans S (2006) Postmortem: How medical examiners explain suspicious deaths (fieldwork encounters and discoveries). The University of Chicago Press, Chicago

Toth B (2017) (Hrsg) Fehlgeburten Totgeburten Frühgeburten. Ursachen, Präventionen und Therapie. Springer, Heidelberg

Uhlenbruck W (1975) Ärztlicher Kunstfehler und Todesbescheinigung. Arztrecht 10:182–188

Uhlenbruck W (1986) Das Recht und die Pflicht des Arztes zur restitutio ad integrum nach einem Behandlungsfehler. In: Heberer G, Opderbecke HW, Spann W (Hrsg) Festschrift für W Weissauer. Springer, Berlin, S 150–163

Ulsenheimer K, Bock RW (1992) Verhalten nach einem Zwischenfall. Anaesthesiol Intensivmed 10:301. https://www.bda.de/service-recht/rechtsfragen/juristischer-notfallkoffer.html. Zugegriffen: 11. Mai 2020

Van den Tweel J, Wittekind C (2016) The medical autopsy as quality assurance tool in clinical medicine: dreams and realities. Virchows Arch 468:75–81

Vennemann B, Du Chesne A, Brinkmann B (2001) Die Praxis der ärztlichen Leichenschau. DMW 126:712–716

Viehöver S, Peschel O, Graw M, Gleich S (2019) Ordnungswidrigkeiten bei Leichenschau und Ausstellen der Todesbescheinigung. Erfahrungen eines Großstadtgesundheitsamtes. Rechtsmed 29:110–116

Waider H, Madea B (1992) Zur ärztlichen und rechtlichen Problematik bei mehrfacher Todesbescheinigung. Arch Kriminol 190:176–182

Winter D, Coroner HM, City of Sunderland (2009) Personal Communication

Wittekind C, Gradistanac T (2004) Das älteste Werkzeug der Qualitätssicherung – die Obduktion – stirbt aus? Z ärztl Fortbild Qual Gesundh wes 98:715–720

Wittekind C, Gradistanac T, Dietel M (2005) Obduktion als notwendiges Zweitmeinungs- und Qualitätssicherungssystem im Zeitalter der DRGs

Wittekind C, Gradistanac T (2018) Obduktionen als Instrument der Qualitätssicherung [Postmortem examination as a quality improvement instrument]. Dtsch Arztebl Int 115(39):635–638

Wittekind C, Gradistanac T (2018) Post-mortem examination as a quality improvement instrument. Dtsch Arztebl Int 115:653–658

Zack F, Kaden A, Riepenhausen S, Rentsch D, Kegler R, Büttner A (2017) Fehler bei der Ausstellung der Todesbescheinigung – Eine Analyse von 10.000 Sterbefällen aus Mecklenburg. Rechtsmed 6:516–527

Zack F, Kaden A, Riepenhausen S et al (2019) Fehler bei der Ausstellung der Todesbescheinigung. Eine Analyse von 10.000 Sterbefällen aus Mecklenburg. Rechtsmed 28:10–18

Zimmermann G (2011) Zur Verbesserung der Qualität der äußeren Leichenschau. In: Bernsmann K, Fischer T (Hrsg) Festschrift für Ruth Rissing – Van Saan zum 65 Geburtstag. De Gruyter, Berlin, S 807–821

Zweihoff RF, Püschel K (2009) „Herzstillstand“ und „natürliche Todesart“. Stattdessen war es Erdrosseln. Rechtsmed 19:428–430

Anhang 3
Register

Hinweisseite: Elektronische Zusatzinhalte zu diesem Buch unter:
https://www.rechtsmedizin.uni-bonn.de/publikationen/buecher/leichenschau/leichenschau

B. Madea und K. Weckbecker, *Todesfeststellung und Leichenschau für Hausärzte*,
https://doi.org/10.1007/978-3-662-61111-1